老年健康福祉 应用技术系列丛书

老年
饮食营养与健康

LaoNian
YinShi YingYang
Yu JianKang

王 瑞 ◎ 主编

U0214611

SPM 南方出版传媒
广东科技出版社 | 全国优秀出版社
· 广 州 ·

图书在版编目（CIP）数据

老年饮食营养与健康 / 王瑞主编. —广州：广东科技
出版社，2021.6
（老年健康福祉应用技术系列丛书）
ISBN 978-7-5359-6929-3

Ⅰ. ①老… Ⅱ. ①王… Ⅲ. ①老年人—饮食营养学
Ⅳ. ①R153.3

中国版本图书馆CIP数据核字（2018）第075878号

老年饮食营养与健康
Laonian Yinshi Yingyang yu Jiankang

出 版 人：朱文清
责任编辑：曾永琳
封面设计：林少娟
责任校对：蒋鸣亚　梁小帆
责任印制：彭海波
出版发行：广东科技出版社
　　　　　（广州市环市东路水荫路11号　邮政编码：510075）
销售热线：020-37592148 / 37607413
http://www.gdstp.com.cn
E-mail：gdkjzbb@gdstp.com.cn
经　　销：广东新华发行集团股份有限公司
排　　版：广州市友间文化传播有限公司
印　　刷：广州一龙印刷有限公司
　　　　　（广州市增城区荔新九路43号1幢自编101房　邮政编码：511340）
规　　格：889mm×1 194mm　1/16　印张9.75　字数195千
版　　次：2021年6月第1版
　　　　　2021年6月第1次印刷
定　　价：49.80元

如发现因印装质量问题影响阅读，请与广东科技出版社印制室联系调换（电话：020-37607272）。

编委会名单

主　　编　王　瑞

副 主 编　王　丹　段长秋　张英城　邹　芬

编　　者　王璐璐　吕　珂　吕冠薇
　　　　　　张雯雯　赵雅雅　唐继军
　　　　　　戴汉新　黄紫晶

目 录

绪论

3

绪　论

1. 掌握何为老年期，平均寿命与寿限存在差距的原因。

2. 熟悉诱发提前衰老的因素。

3. 了解关于衰老成因的机理学说，以及与老年人饮食营养相关的疾病。

　　生老病死是人类生命的基本特征，同样也是自然界中天经地义的基本规律和必然过程，人类从出生开始，即注定了死亡的宿命。

　　当人类生长到一定阶段的时候，开始出现衰老的表现，随之逐渐步入老年期。世界卫生组织（WHO）规定，60岁及以上为老年期。根据这个规定，2000年全世界范围内的老年人口数为6.05亿，预计到2025年将达到12亿，而到2050年将增至20亿，这也就意味着到2050年，全世界的老年人口数量占比将由2000年的11%翻倍至22%。面对增速如此迅猛、占比如此庞大的老年人口，社会各界对于衰老和长寿问题的关注度也越来越高。

从本质上来讲，衰老和长寿涉及两个概念，即平均寿命和寿限。

平均寿命是指在特定的社会、经济、生活条件下，人类所享有寿命的平均值。中华人民共和国成立以前，我国人民的平均寿命仅为35岁；中华人民共和国成立之后，随着生活水平的提高，物质供应的充足，这个数值有了持续而显著的提高。第六次人口普查（2010年）结果表明，我国居民的平均寿命已达到74.83岁，与十年前第五次人口普查的结果（71.2岁）相比较，平均寿命有了明显的增加。

平均寿命延长是人类追求健康长寿的结果，但是人类的寿命并非是无限的，而这寿命的极限值即称为寿限。科学家们通过一系列观察研究和理论推算得出结论，人类的寿限应当在100～140岁。

然而迄今为止，世界上寿命过百的老人仍然仅是少数，那为什么人类的平均寿命和寿限之间存在着如此之大的差距呢？

答案就是衰老。衰老可以导致机体内各种细胞、组织和器官形态结构的退化以及生理功能的改变，从而拉开了平均寿命与寿限之间的差距。

针对这个问题，科学家们经过漫长的研究和探索，已从不同层次水平上提出了关于衰老成因的诸多机理学说（见图1）。但无论是何种学说，都只针对衰老进行了部分的阐释，至今仍没有一个全面且令人满意的答案。

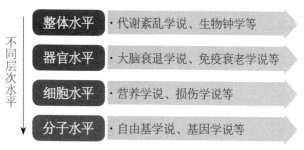

图1　衰老的机理学说

　　然而，在自然衰老的同时，还有很多因素可以诱使衰老过程提前。这些因素可以归结为两大方面：其一是社会性因素，包括环境、医疗、经济、饮食等；其二是生理性因素，包括疾病、心理、精神等。它们相互独立又互相制约。因此，综合地应用养生之道，能够起到控制衰老发生速度和延缓衰老的作用，即缩短寿限和平均寿命之间的差距，从而达到延年益寿的效果。

　　随着人们对养生的重视程度越来越高，"食补"和"食疗"也成为大家关注的热点，这是因为饮食是最易被人们所接受且最为安全可靠的方法，它体现了预防为主的原则，即从源头上防患未然，吃得营养，吃出健康；同时，通过饮食，可以摄取充足的营养物质，而这些营养物质是机体生存所必需的物质基础，它们能够帮助机体保持健康，预防各种疾病，最终抵御衰老的侵袭。

但是，对于老年人而言，由于身体机能的退化，外加家庭、社会环境及经济状况等多方面因素的影响，通常会忽视饮食方面的作用，从而导致多种营养相关问题的出现，如营养不良（营养不良包括营养不足及营养过剩两种现象）、慢性非传染性疾病（慢性病）等。

科学研究进一步证实，营养不良可引起多种疾病的发生。在贫困落后及不发达的国家和地区，营养物质摄入不足或缺乏的现象非常常见，从而导致佝偻病、骨质疏松、贫血、失明、痴呆等情况的发生。然而，在发达的国家和地区，更为普遍存在的营养不良状况则是营养过剩，其可导致"富贵病"的发生，如超重、"三高"、冠心病、糖尿病、动脉硬化等（后续内容中将对此部分进行具体介绍）。与此同时，随着年龄的增长，为了适应机体的改变，老年人对营养和健康饮食的要求也应随之改变，从而达到维持健康和防治疾病的目的。

老年人群是慢性病高发的群体。慢性病是指一系列缺乏明确病因依据，且潜伏期长，起病隐匿，一旦发病不能自愈并且很难被治愈，同时需要长期护理和治疗的疾病，包括心脑血管类疾病（如中风等）、代谢异常性综合征（如肌减少症、糖尿病等）、精神异常类疾病（如老年痴呆等）、恶性肿瘤等。

营养不良的状况与慢性病互相影响，加重了对老年人健康的损害程度：在营养过剩的情况下，不仅可以导致肥胖，且过多的脂肪细胞会分泌一些细胞炎性因子，从而加重原有慢性病的病情；当营养不足时，会导致体重下降、伤口难以愈合、感染加重、多种脏器功能受损等情况的发生，进而增加老年人的病死率。

总而言之，合理营养对于延缓衰老、健康长寿、防治老年人常见的慢性病及其并发症、提高其生活的质量，具有十分重大的意义。

复习参考题

一、名词解释

老年期　平均寿命　慢性非传染性疾病

二、简答题

1. 平均寿命与寿限之间存在差距的原因。

2. 诱发衰老提前的因素。

3. 举例说明老年人群中由于营养相关的问题对其身体所产生的危害。

（吕冠薇）

第1章

衰老中的变化及老年人的营养状况

虽然对不同的个体而言，其开始衰老的年龄、速度及表现各不相同，但是对人类整体而言，衰老还是具有某些相同的基本特征的，即退行性、内因性、普遍性和渐进性。

第 1 节　衰老中的变化

学习指导

1. 掌握衰老变化的三个层次。
2. 熟悉衰老变化的具体表现。
3. 了解衰老变化所带来的影响。

衰老发生时，人类无论从身体形态结构、生理功能还是心理状态方面都会发生相应的改变，这些都是身体在衰老过程中给我们发出的信号。在这些信号当中，最为显而易见的是身体外观形态的变化，比如须发变白、皮肤松弛、出现皱纹及老年斑、牙齿松动脱落、驼背、步履蹒跚等。这些变化的发生，都会对老年人的营养需求、新陈代谢和机体平衡产生影响。

一、人体组成成分的变化

（一）细胞数量的减少及体重的减轻

在衰老过程中，细胞内液减少，其他细胞的结构及功能也都会发生不可逆转的变化。普遍来讲，老年人的细胞衰减会随着年龄的增加而不断加剧。比如，存在于神经细胞中的脂褐素会随着年龄的增大而增多，而脂褐素的存在会阻碍细胞的代谢，因此当其积累到一定程度的时候，便会导致细胞的萎缩和死亡。研究表明，当老年人75岁的时候，其体内的细胞数量可减少30%左右。

由于细胞的减少、萎缩和死亡，最终会导致老年人体重的减轻。

（二）体内水分的相对减少

伴随着年龄的增长，人体内的总含水量会逐渐下降。数据表明，对于正常的成年男性，其体内含水量一般为自身体重的60%，而当其进入老年期后，体内含水量将减少至51.5%左右；对于女性而言，随着衰老的发生，其体内含水量也会由体重的50%减少到42%～45.5%。

（三）老年人体内脂肪的相对增加

随着年龄的增长，机体的新陈代谢会逐渐减慢，消耗的能量也会相应降低，因此往往会出现能量供过于求的情况，即饮食摄入的能量相对要高于其所消耗的能量。这些剩余能量便不断积累，进而转化为脂肪囤积在体内，并使得体内脂肪的分布发生改变，更多的脂肪分布在腹部和内脏器官的周围。

因为人体内脂肪的含量和血总胆固醇的含量一般呈现出平行的关系，因此，老年人体内脂肪量的增加，也会同时伴随着其血总胆固醇含量和血脂的增加。

此外，腹部及脏器周围增加的脂肪含量，对于众多老年人易罹患的疾病（如冠心病、高血压、糖尿病、癌症等）而言，亦是诱使其发病的危险因素之一。

二、机体器官及系统功能的变化

老年人的心肺功能、肝肾功能、消化功能以及免疫功能等都会随着年龄的增加而出现不同程度的衰减，内分泌系统及神经系统中各器官的功能也会出现衰退。正是由于老年人体内的各个器官和系统均发生了退行性的变化，导致老年人的免疫力及抵抗力降低，进而增加了其对于疾病的易感性。

三、心理状态的变化

提到衰老，我们不能单纯地只重视生理方面而忽视了心理状态方面的衰老，因为这两者是相互关联且相互制约的。

现如今，心理衰老已不仅仅存在于老年人群中，中年人甚至青少年也会出现未老先衰的心理状态，因此我们更应当予以关注并及时纠正。

复习参考题

简答题

阐述老年人在衰老过程中所发生的变化及其危害。

第 2 节　衰老中的生化代谢特点

学习指导

1. 掌握在衰老过程中生化代谢的主要特点。

2. 熟悉老年人生化代谢变化的七个方面及其具体表现。

3. 了解老年人生化代谢变化所带来的影响。

一、生化代谢

生化代谢是指生物体内的各种物质，按照一定的规律，持续不断地进行新陈代谢，从而实现生物体和外界环境之间的物质交换，以达到自我更新和维持体内环境的相对稳定。

生化代谢包含两个方面，即合成代谢和分解代谢。在正常情况下，二者处于动态平衡状态。生化代谢中的绝大多数化学反应是通过细胞内的酶催化而发生并进行的，同时伴随着多种形式的能量改变。正常的生化代谢是人类生命中所必需的过程，但是它一旦发生紊乱，则通常会导致疾病的发生。

因此，了解衰老中的生化代谢特点，并辅以合理的饮食，对于调节老年人的营养状况和预防老年相关的疾病，具有十分重要的意义。

二、老年人生化代谢的变化

在衰老过程中，老年人机体的生化代谢表现为老化性代谢，其主要特点为退行性、分解性和异化性，主要表现在以下七个方面。

（一）能量代谢

老年人的基础代谢率降低。研究表明，年龄每增加10岁，其基础代谢率降低2%左右；同时，由于机体功能的减弱，日常活动的减少，亦会导致总热量消耗的降低，年龄每增加10岁，总能量消耗降低5%左右。因此，相对于中年人而言，老年人每天所需的能量会随着年龄的增长而有所降低。

但是在老年期，一定要注意保持标准的体重，并使其维持在相对稳定的状态，这是因为体重维持在规定范围内的老年人，其罹患各种疾病的概率最低。超重者，尤其是肥胖人群，易患高血脂、高血压、脑卒中和冠心病；而低体重者，尤其是消瘦人群，由于营养缺乏、免疫力下降，而易患肺心病、慢性支气管炎及其他呼吸系统的疾病。

（二）碳水化合物代谢

步入老年期后，人体糖代谢的功能下降，最突出的表现是，老年人在其饮食中摄入碳水化合物后，血糖浓度升高明显，且回归正常水平的时间显著延长。因此，老年人具有更加明显的罹患糖尿病的倾向。

（三）脂类代谢

随着机体的衰老，体内由不饱和脂肪酸代谢所形成的脂质过氧化物不断积累，并产生自由基；同时，血液中的脂质（如游离脂肪酸、甘油三酯等）含量也有所增加。这些脂类代谢的变化，容易诱发动脉粥样硬化、高血压、极低密度脂蛋白血症等疾病。

（四）蛋白质代谢

在衰老过程中，蛋白质代谢的变化是影响机体生理功能衰退的主要原因。老年人体内蛋白质的分解代谢大于合成代谢，且蛋白质的消化、吸收功能均有所下降，因此机体内各种蛋白质的量和质都会降低。同时，蛋白质在合成过程中不断出现翻译错误的情况，致使细胞衰竭和死亡，进而导致蛋白质轻度缺乏且各种蛋白的比例发生改变。当蛋白质轻度缺乏时，机体可出现疲劳、体重下降、抵抗力下降等症状。蛋白质缺乏严重时，可导致营养不良性水肿及肝、肾功能减退等症状。但老年人如果长期过量摄入高蛋白饮食，亦会增加肝、肾等器官的负荷。

（五）无机物代谢

老年人体内的细胞膜通透性变差，细胞内外离子交换的能力也随之降低，最常见的无机物代谢变化为骨质疏松。

（六）维生素代谢

由于老年人的消化吸收功能发生衰退，因此对各种维生素的利用率都会有所降低，最常见的症状是出血、溃疡、眼花等各种维生素缺乏症状。

（七）对内外环境改变的适应能力发生变化

老年人在进行体力活动时，会出现心慌气短的情况，并且活动过后，其体力恢复时间延长。同时，老年人对于冷、热环境的适应能力也有所减弱，表现为夏季易中暑而冬季易感冒。此外，由于老年人代谢功能的下降，其体内内环境的稳定性也有所降低。

复习参考题

一、名词解释

生化代谢

二、简答题

1. 简述老年人生化代谢的特点。

2. 阐述在衰老过程中，老年人机体内的生化代谢表现主要有哪些。

3. 谈谈由于老年性代谢的出现可以诱发哪些疾病。

第 3 节　老年人的营养现状

学习指导

1. 掌握老年人成为营养弱势群体的原因，以及老年人的饮食中主要存在的营养问题。
2. 熟悉老年人的饮食结构和饮食的模式。
3. 了解老年人营养现状的综合影响因素，以及老年人健康问题的表现。

　　随着老年人口的迅速增加，老年人的健康问题已得到了全世界的广泛关注。一方面，老年人群心脑血管疾病、糖尿病、恶性肿瘤等慢性病的发病率和死亡率要高于其他人群，而这些慢性病的发病与发展基本都与饮食和营养有着密不可分的联系；另一方面，在老年人群中，由于饮食搭配不当而造成的营养缺乏类疾病也是非常常见的。

一、老年人是营养弱势的高危人群

由于老年人的营养代谢发生了退行性改变，不良的饮食习惯、生活方式以及体内各个器官生理功能的退化，使得许多老年人处于"亚健康"状态，进而成为高血压、冠心病、糖尿病等多种疾病的易感高危人群。老年人成为营养弱势群体，主要是由以下几方面问题所导致。

（一）生理问题

随着年龄增长，老年人机体的各项生理功能日趋衰退，如牙齿松动脱落，咀嚼困难，味蕾退化；胃肠道蠕动及排空速率均有所降低，使得废弃物在肠道内滞留时间延长，从而增加了肠道对于水分的吸收，使得大便干结变硬，故常常发生便秘等。正是由于这些不可避免的生理性问题，导致老年人的营养健康状况存在威胁。

（二）饮食问题

大多数老年人对于合理饮食及营养保健的知识了解较少，没有系统的概念，所以会成为营养弱势群体（后面会详细介绍）。

（三）心理问题

许多老年人在步入老年期后，由于退休、生活习惯的改变以及更年期的生理变化等情况，会导致其心理和心态发生改变，有些人甚至产生空虚、失落、焦虑、抑郁等情绪，而这些不良情绪多多少少会影响老年人的正常饮食状况，进而影响老年人的营养状况。

（四）社会问题

有些独居老人或空巢老人的寂寞情绪十分强烈，由于没有晚辈的陪伴，其常常独自生活，独自进餐，这也会影响他们就餐的心情，使得老年人不愿投入过多精力和时间去关注饮食和营养的问题。

二、老年人的饮食结构及饮食模式

饮食结构是指在饮食当中，各类食物所占的数量及其比重。饮食模式一般是指饮食习惯的方式。

（一）老年人群的饮食结构

老年人群的饮食结构普遍存在不合理的现象，如谷类食物摄入量降低，含有高热量、高糖、高脂肪的精制食物摄入量增加，水果、蔬菜摄入量不足，油脂、食盐的摄入量超标等，这些均可导致老年人的营养及健康状况不容乐观。其具体表现如下：

1. 营养不良

在老年人群中，营养不足的比例平均约为12.4%，而贫血患者的比例达到19.6%，但与此同时，老年人群当中的超重和肥胖患者比例却高达32.4%，远超过一般人群。

2. 与饮食相关的慢性病高发

以我国为例，老年人群中高血压的患病率达49.1%，糖尿病为6.77%，血脂异常为23.4%，心血管疾病及其并发症的发病率和死亡率也都很高。这些慢性病的高发情况，严重影响老年人的生活质量和健康。

3. 退行性疾病发病率增加

研究表明，老年人群中多发的某些退行性疾病与其营养失衡和抗氧化类营养素的摄入不足存在密切的关系。

（1）白内障：老年人群中，白内障的发生与其抗氧化性营养物质的摄入不足有关。若对其补充充足的维生素A、维生素E、维生素C和硒等营养素，可起到延缓白内障发生的作用。

（2）老年性痴呆：研究表明，老年性痴呆的发生与碳水化合物、锌、钙、磷脂和多种氨基酸的摄入不足有关。

（3）骨质疏松：骨质疏松是老年人群中最为普遍且典型的退行性疾病，其主要与钙、维生素D和钾等摄入量不足，磷摄取不当，以及蛋白质和钠摄入过多等因素有关。

（二）老年人群的饮食模式

老年人群的饮食模式受其常年生活习惯的影响而根深蒂固，但这其中不乏不健康且具有风险的习惯。

1. "少次大量"的饮食模式

"少次大量"的饮食模式，应区别于"少量多次"的饮食模式，它是指摄入次数较少，但每次的摄取量较大的饮食模式。如今正在步入和已经步入老年期的人群，由于其成长阶段所面临的社会现状（如食物按计划供给、经济发展刚刚起步、物质条件不够充裕等），且缺乏营养相关的系统知识，故导致其对于营养存在固有的误区，出现对食物的分配和摄取随心所欲的情况，进而演变成"少次大量"的饮食模式。这种饮食模式的主要风险为，为了调节同一时刻摄入体内过多的碳水化合物，机体会动员胰岛细胞分泌更多的胰岛素，并将其储存起来，久而久之，将导致体内葡萄糖耐受性受损，这就是老年人容易罹患糖尿病的原因之一。

2. 晚餐过饱

对于老年人而言，如果其摄入的晚餐长期过量，将诱导胰岛素的持续分泌，导致胰岛细胞衰竭，进而诱发糖尿病。此外，部分老年人会将每天摄入的副食品在晚上一餐全部吃下，加之餐后运动量小，或干脆没有运动，会有一部分的蛋白质不能被完全消化和吸收，这些食物残渣进入大肠后，在厌氧菌的作用下产生吲哚、氨等有毒物质，这些有害成分不但可以刺激肠壁，且会被吸收入血，从而加重了肝肾器官的负担，并对大脑产生刺激。同时，睡眠过程中肠道蠕动减缓，又进一步延长了有害成分在体内停滞的时间，从而诱发机体患病，提前衰老。

3. 过度饮酒

过度饮酒是诱发多种慢性病，如心脑血管疾病、恶性肿瘤等的风险因素，同时这也会加快老年人病理性衰老的进程。需要特别注意的是，由于食物残渣对酒精的吸收和血液中酒精的浓度有着或多或少的影响作用，因此应尽量在进食后饮酒，避免空腹饮酒对身体造成的危害。

4. 独自饮食

由于心态和生活习惯的改变，许多老年人多数时间内都是独自用餐，而这种模式会降低其对于食物的新鲜感和兴趣，使其从心理上对饮食产生倦怠，同时也会导致其产生吃饱即可、无须吃好的错误心态。

5. 食盐摄入过量

随着年龄的增长，老年人的嗅觉和味觉功能均有所下降，因此其在饮食过程中倾向于摄入更多的食盐，可诱发高血压，这也成为多种慢性病发病的诱因之一。

三、老年人主要存在的营养问题

通过膳食调查发现，由于老年人缺乏系统的饮食健康知识，且其饮食结构和饮食模式均存在风险，诸多老年人的日常饮食均存在与营养相关的问题。

（一）蛋白质–能量营养不良

对于老年人来说，最常见的蛋白质–能量营养不良主要表现为全身瘦体重的减少以及腹部脂肪的囤积。瘦体重主要是指由水和蛋白质为主要成分的组织或器官，如肌肉、肝脏及骨骼。这种蛋白质–能量的营养不良会导致免疫反应受损、易发生感染、伤口愈合困难、骨质疏松甚至骨折和肌肉强度降低等情况。

在老年人群当中，营养摄入不足的现象是较为普遍的，3%～12%的门诊患者、17%～65%的急诊住院患者和26%～59%的长期居住于养老服务机构的老年人，均存在营养摄入不足。

随着年龄的增长，人类对于营养的储备能力有所下降，因此任何额外的代谢压力（如手术、感染、发热等）都会加速蛋白质的消耗，进而导致更为严重的营养不良。

因此，老年人群对于蛋白质的需要量应适当地增加。现阶段，对于成年人来讲，膳食中蛋白质的推荐量为每千克体重为0.75～0.8 g，而对于老年人，蛋白质的推荐量应当增加至每千克体重0.91 g。

（二）食物中脂肪供能的比例较高

许多老年人摄入的脂肪过量，因此由脂肪所提供的能量占总能量的比例过高，一般可达30%以上，且各种脂肪的比例和结构不合理，这就加剧了老年人脂类代谢的负担，因此容易诱发动脉粥样硬化、高脂血症等慢性病。

此外，脂肪供能比例过高，亦与胰腺癌和结肠癌等恶性肿瘤的发病有关。

（三）叶酸缺乏

萎缩性胃炎是老年人群普遍存在的常见病，其可以影响老年人对叶酸的吸收，从而导致叶酸缺乏症的发生，同时叶酸的代谢也会因为老年人摄入消炎药、抗酸剂和利尿剂等药物而受到影响。

叶酸不仅对于孕妇和胎儿至关重要，其对于老年人而言，也是非常重要的。

（四）各种维生素和矿物质摄入不足

由于老年人摄入新鲜水果和蔬菜的量较少，因此，β-胡萝卜素、维生素C、维生素B_2、维生素B_{12}、膳食纤维、锌、钙等营养素的摄入普遍不足，进而会导致多种营养相关的缺乏症发生。

复习参考题

一、名词解释

瘦体重　饮食结构　饮食模式

二、简答题

1. 阐述导致老年人成为营养弱势群体的主要原因。

2. 列举与营养摄入不足有关的退行性疾病，并指出它们分别与何种营养素的缺乏有关。

3. 概述老年人群饮食模式的特点，并简要说明其存在的健康风险。

4. 阐述老年人饮食中主要存在的营养问题有哪几种，分别会对健康产生哪些影响。

第 4 节　营养与免疫力

学习指导

1. 掌握与免疫力相关的营养素有哪些。
2. 熟悉哪些食物可以增强免疫力。

　　免疫力是人体对抗外界侵袭、识别及排异的能力。"吃出健康"即是说明通过饮食，可以增强机体免疫力，使身体状态维持在健康的水平。这是因为营养可对机体免疫力产生重要的影响，如一些营养物质可协助激活免疫系统，从而增强机体的免疫力；反之，如果缺乏这些营养物质，将会对机体的免疫系统功能造成严重的损害。要想"吃出健康"，拥有良好的免疫力，必须要做到膳食营养均衡及充足。

　　步入老年期后，由于老年人肠胃功能不断弱化，因此，在其饮食中，应保证摄入少量的热量和油脂，补充优质蛋白、纤维素、维生素和矿物质。

一、与免疫力相关的营养素

营养均衡不但可以满足机体的需要，还可以预防疾病、提高机体免疫力。

1. 蛋白质

蛋白质是机体重要的组成成分，免疫系统中的各种器官、组织，都有蛋白质的参与构成。当体内蛋白质严重缺乏时，会导致淋巴细胞数量的减少，从而导致免疫力严重下降。因此，保证充足的蛋白质摄入，可以增加机体免疫力。

2. 维生素

（1）维生素A：具有抗氧化的作用，且与细胞的完整性相关。如果机体内缺乏维生素A，则会导致脾脏和胸腺体积缩小，免疫细胞活性降低。因此，摄入足量的维生素A，可以增加免疫细胞的数量，同时增强免疫细胞活力，从而增强机体免疫力。

（2）维生素C：具有增强免疫系统功能和抗氧化的作用，且可增进胸腺和淋巴细胞的能力，同时增强白细胞对细菌的吞噬能力。因此，摄入充足的维生素C可以提高机体的免疫力。

（3）B族维生素：与体内白细胞、抗体和补体的产生有关，如果机体内缺乏B族维生素，则会导致胸腺萎缩，并且影响抗体产生。因此，摄入充足的B族维生素，可帮助机体提高免疫力。

3. 矿物质

矿物质对于机体免疫力也有巨大的影响。例如，铜可以促进抗体产生，铁可以增强吞噬细胞的活性，镁可以改善淋巴细胞的功能，硒可以增强免疫细胞的能力。

二、与免疫力相关的食物

从新鲜的天然食品中汲取充足的营养成分，是维持免疫力的秘方之一。对于植物性食品而言，水果是增强机体免疫力的前锋，蔬菜则是维持和促进免疫力提高的主力军，与此同时，菌类及水产类也都不可或缺。此外，一些药食同源的功能性食品（如海参、蜂胶等），也可调节机体的免疫力，抵抗外界病毒的侵袭。

因此，多摄入谷类食物、水果蔬菜、菌类和豆制品，适量摄入肉、禽、蛋、奶、鱼类，少摄入精盐和甜食，避免酗酒，对免疫系统的正常运转具有促进作用。

复习参考题

一、名词解释

免疫力

二、简答题

1. 列举与免疫力相关的几种营养素，并说明这些营养素的作用。

    2. 列举一些可以增强免疫力的食物。

（吕冠薇　段长秋）

第2章

老年人的营养筛查及应对衰老的策略

　　近年来，随着慢性病受关注的程度越来越高，通过合理的饮食来防治慢性病的相关方法受到了人们广泛的关注，人们对于营养这个话题也越来越关心。的确，尽早发现老年人营养不良，对于多种疾病的预防和治疗有至关重要的作用。

第 1 节 营养筛查

学习指导

1. 掌握营养筛查的定义。
2. 熟悉营养筛查的方法。
3. 了解各种营养筛查方法的优缺点。

一、营养筛查的定义

营养筛查可用来辨别存在营养不良危险或已经处于营养不良状态的老年人。对老年人群而言，早期采用特异、敏感、易用的营养筛查及评估是开展规范化营养支持的依据。

二、营养筛查的方法

营养筛查的方法有很多种，但最常用的是在老年人刚入住养老机构的时候，通过对患者本人及家属的询问，来了解老人的营养状况，随后由营养专业工作人员对询问的结果进行评估和分级。

由于老年人的生理功能衰退，导致身高降低、身体成分改变、肝肾功能衰减等状况，使得人体测量、实验室检查等客观指标均不能够准确地反映出老年人的营养状况，因此，目前临床上大多采用综合评估的方法，如营养风险筛查（NRS2002）、微营养评定法（简表）（MNA-SF）、主观全面评定法（SGA）、营养不良通用筛查工具（MUST）等（见附录1 常见营养筛查评估工作表）。

（一）营养风险筛查（NRS2002）

NRS2002是由欧洲肠外肠内营养学会（ESPEN）开发并推荐，可适用于住院患者的营养风险筛查。其操作简便易行，目前已在欧洲启用，同时在国内也被广泛应用。

NRS2002主要包括四个方面内容，即人体测量、近期体重的变化、膳食摄入的情况以及疾病的严重程度。

（二）微营养评定法（简表）（MNA-SF）

MNA-SF是MNA的精简模式，被广泛用于对老年体虚患者进行营养风险的筛查。其主要包括身体质量指数（BMI）、近3个月体重的下降情况、近3个月是否有急性或应激疾病、活动能力、精神神经疾病、近3个月有无饮食摄入量的减少等方面内容。

（三）主观全面评定法（SGA）

SGA是由美国肠外肠内营养学会（ASPEN）提出并推荐。其被提出的最初阶段是用来评定住院患者术后的营养状况，随后被应用于评定癌症患者的营养状况。其内容主要包括两个方面，即病史和身体评估参数。

1. 病史

病史包括五个方面：

（1）体重变化。

（2）饮食变化。

（3）活动能力变化。

（4）现存消化道的症状。

（5）患者疾病状态下的代谢需求。

2. 身体评估

身体评估包括五个参数：

（1）皮下脂肪减少。

（2）肌肉的消耗。

（3）踝部水肿。

（4）骶部水肿。

（5）腹水。

（四）营养不良通用筛查工具（MUST）

MUST是由ESPEN的多学科营养不良咨询小组所开发的一种可适用于不同医疗机构的营养风险筛查工具。其主要被用于蛋白质-能量营养不良及其风险的筛查，主要包括

3项内容，即BMI、体重减轻、由于疾病所导致的进食量减少。

三、各种营养筛查方法的特点

营养筛查的方法应当具备简便、易行、符合成本-效益的特点，其结果可被用来收集营养不良相关的风险因素，从而决定是否需要进一步进行营养干预。上述介绍的4种营养筛查方法，是如今较为普遍使用的，但每种方法都有其独特的适用性和优点，因此对于不同患者而言，也需要区别对待，不能够任意地使用上述营养筛查方法。各种营养筛查方法的优缺点见表2-1。

表2-1　各种营养筛查方法的优缺点

筛查方法	优　点	缺　点
NRS2002	①是唯一以128个随机对照研究作为循证基础的营养筛查方法，其信度和效度在欧洲已得到验证 ②中华医学会研究证实，该方法适用于99%以上的住院患者 ③该方法所需时间少，且无须培训	如患者卧床则无法测量其体重，或有水肿、腹水等会影响体重的测量，或意识不清者无法回答评估者的问题，该方法将受到限制

筛查方法	优　点	缺　点
SGA	通过该方法评估发现的营养不良患者其并发症的发生率为营养良好者的3～4倍，因此对住院患者的前瞻性研究表明，该方法可以较好地预测并发症	①侧重反映疾病状况，而非营养状况②侧重于慢性或已存在的营养不良，但不宜区分轻度营养不良③是主观评估方法，需专业人员操作，不适宜医院的常规营养筛查④缺乏筛查与临床结果的证据支持，无法满足快速临床筛查的目的
MUST	①有良好的预测效度②适用于不同机构的营养风险筛查，可由不同人员操作③该方法可预测老年住院患者的死亡率及住院时间，且不受能否测量体重的限制	该方法较新，还有待于通过更多的临床干预研究来证实其预测性和有效性
MNA-SF	①该方法快速、简便且易操作，一般10分钟即可完成②该方法同时也可用来预测健康结局、就诊次数、住院开销、社会功能和死亡率	该方法适用于老年患者及家庭照顾患者的营养风险评估，但不适用于住院患者

复习参考题

一、名词解释

1. 营养筛查

二、简答题

1. 简述营养筛查的方法，并说明其各自的特点和适用范围。

2. 由ASPEN所提出并推荐的是哪种营养筛查方法？并说明这种方法所包含的评估参数分别是什么。

第 2 节 营养评定

学习指导

1. 掌握营养评定的定义和身体质量指数的概念。

2. 熟悉营养评定的内容以及常用的营养摄入状况记录方法有哪些。

3. 了解营养评定中各种指标所表示的含义和适用的对象，以及各种营养摄入状况记录方法的优缺点。

一、营养评定的定义

营养评定是对营养筛查过程中所得到的资料进行解释和进一步的扩展，由营养相关专业人员进行分析、评价，综合判断其营养摄入史、体格检查、人体测量、消化吸收能力、生化指标、临床表现等与营养相关的问题所得出的营养判断。其结果可用来确定营养物质的需要、营养支持的途径以及营养监测的指标，终极目标是改善老年人的生活质量。

营养评定与前面一节中讲到的营养筛查的区别在于，营养评定是对营养状况进行分级，而营养筛查是发现是否存在可能导致不良临床结局的营养相关风险或其发生营养不良的危险程度。因此在日常服务之中，营养评定是发现并诊断营养不良的最终方法，亦是整个临床营养支持和治疗工作的第一步。

二、营养评定的内容

在进行营养评定的过程中，营养服务人员发现，没有任何一个指标可完整而全面地反映老年人的营养状态。这是因为，营养状态反映的是机体内营养素储备的情况和各器官、各系统之间的整体功能。因此，在完整而全面的营养评定中，应包含多项内容。为了便于记忆和分析整理，一般而言，营养评定包含主观和客观两大方面指标。

（一）主观指标

主观指标通常是指与患者或家属面对面交流、接触时所获取的主观性信息，主要包括饮食与营养摄入（如与营养相关的饮食习惯、有无额外摄入营养补充剂、近期饮食情况有无改变等）和医疗史及临床症状（如食物过敏史、食欲及消化问题、近期体重有无变化、生活方式及心理、精神、经济状况、家族史等）两方面。

1. 营养摄入状况记录方法

通过对饮食与营养摄入信息的采集，可以了解老年人具体的营养摄入量。多项研究表明，营养摄入量的减少是营养不良状况发生的独立危险因素，因此这个量值对于营养评定是至关重要的。

此项操作需要良好的沟通方式和技巧，以及标准化的调查方法，只有这样才能保证营养诊断结果的准确性。

目前常用的营养摄入状况记录方法有如下3种：

（1）24小时回顾法：即要求老年人对前一天24小时内的所有摄入食物进行回忆。该方法快速易行，但是对于多数患者而言，会出现回忆不全面、不准确的情况，而且饮料、甜点及营养补充剂等食物很容易被遗忘；同时，访谈者所描述的量的概念也不尽相同，如杯子、碗、匙等的大小及尺寸各不相同。所以在实施此方法之前，需要对访谈者进行培训，并在访谈时，要求其用标准的尺寸来进行更准确的描述，以期获得全面而精准的信息。

（2）摄入食物频次问卷法：即通过收集老年人每天、每周、每月摄入某类食物的频次，来证实回顾的准确性。该方法省时经济，但由于回忆一个月甚至一年内的全部食物摄入情况较困难，且会受到季节等原因的影响，因此通过此方法所提供的信息量是非常有限的。

（3）营养计算法：即利用食物成分表及计算机数据库里每种食物所含营养素的量来进行计算。该方法可以较为准确地了解老年人每天食物的营养摄入量，但其也会受到所摄入食物记录准确性的影响。

2. 医疗史及临床症状

对老年人的既往医疗史及临床症状的调查也是营养评定的主观指标之一。其涉及的内容包括：

（1）与营养相关的既往病史：近期大手术、2型糖尿病、骨髓移植史、脑卒中、胃大部切除史、是否曾截肢等。

（2）用药史：华法林、PPI制剂、维生素制剂等。

（3）营养相关表现（即可影响营养摄入的表现）：既往采用何种营养治疗、咀嚼能力、义齿的适应能力、吞咽功能、腹胀、反酸、恶心、呕吐、腹泻等。

（二）客观指标

客观指标包括人体测量与体成分分析、体格检查、生化与实验室检查三方面内容。

1. 人体测量与体成分分析

人体测量是测定人体各部位长度、体重及比例，而体成分分析是分析人体各部位的体成分分布情况（如瘦体重、体脂、蛋白质、无机盐、水等）。当机体发生疾病或应激反应时，会对营养状态和体成分产生影响，因此，人体测量与体成分分析可以及时地对营养状态作出评价，并且也可用于监测实施营养干预后体成分的变化。常见的人体测量要素包括：

（1）体重：是广泛应用的营养评定指标。短期内的体重改变可以反映出体液的变化，而长期的体重变化可能是由机体的组织变化而造成的。对于老年人而言，体重的持续减轻，必须要引起警惕。

（2）身体质量指数（BMI）：BMI=体重（kg）/身高^2（m^2）。根据我国情况，BMI在18.5～23.9范围内为正常，BMI＞28为肥胖，BMI＜18.5为体重偏低或潜在营养不良。

（3）上臂中围（MAC）和三头肌皮褶厚度（TSF）：MAC是通过卷尺来测量肩峰到尺骨鹰嘴中点处手臂的围长。这个指标容易测量，且误差较小，因此，当体重的测量无法完成时，它可作为良好的替代指标。TSF是通过卡尺来进行测量的，难度和技巧性较高，在测量方法不正确的情况下，可能会出现高达20%的误差。

MAC与TSF都会受到体内体液平衡的影响。此外，这两者相结合，可以用来分析体内肌肉和脂肪的比例。

（4）上肢力量测量（手握力）：其可反映体内肌肉组织变化的情况，同时作为反映肌肉功能变化的指标来监测老年人握力的变化。正常男性的握力大于等于35 kg，女性大于等于23 kg。

（5）呼吸能力：其与机体内的蛋白质营养状况密切相关，若机体蛋白质减少20%，则呼吸能力会急剧下降。

评测呼吸能力最通用的方法是测定肺活量，最大呼气量的峰值会随着营养状况的改变而发生变化，因此其可被用来反映呼吸肌的力量。

（6）体成分分析：瘦体重、体内脂肪和水分的构成及分布都与机体的健康密切相关，相对于简单地测量体重而言，体成分分析能够更好地反映出机体的营养状态。

2. 体格检查

体格检查主要包括两个方面的检查，其一是医师和护理人员所进行的常规体格检查，如心率、血压、体温等；其二是由营养师进行的营养相关体格检查，目的在于检查营养不良，以及当某种营养素缺乏时，机体所出现的特异性异常体征。

3. 生化与实验室检查

生化与实验室检查通常是测定血液、尿液、粪便或组织中的营养标志物或反映机体器官功能的因子。理论上，生化指标的检查应该是比较准确的，但其实际结果往往会受到疾病、水化状态和临床医药治疗的影响；同时，由于检测水平和方法的限制，各个实验室所提供的检查结果差别较大，因此，其不可单独作为评定营养状态的指标。

复习参考题

一、解释下列名词

营养评定　体脂指数

二、简答题

1. 解释营养评定与营养筛查的区别。

2. 简述在进行营养评定过程中，通常会采用哪些指标。

三、论述题

1. 目前常用的营养摄入状况记录方法有几种？它们分别有什么优缺点？

2. 在进行营养评定过程中，常见的人体测量要素包括哪些？

第 3 节 应对衰老的策略

学习指导

1. 掌握营养与长寿之间的关系，以及积极应对衰老的基本措施。

2. 熟悉从各个层面上应对衰老的方法，能够据此为老年人提出基本的抗衰老指导。

3. 了解不同食物所需的科学烹饪方法以及不同颜色食物的作用。

凡人都会变老，这是不可抗拒的自然规律，人类正在努力将平均寿命延长，控制衰老速度，持续探索，主动出击，向寿限靠拢。这个过程就是人类实现成功衰老、追求健康长寿的体现。

在这个过程中，营养起到了至关重要的作用。那么营养与长寿到底存在什么样的关系呢？简而言之一句话，即合理营养可使人长寿。

生命活动的全部过程都与营养息息相关。只有均衡合理的营养，才能够起到延缓衰老、抵御疾病和健康长寿的效果；反之，不好的营养状况会使人的寿命缩减至少5年。无论是营养摄入不足或缺乏，还是营养摄入过量，都会诱发多种疾病，导致衰老提前甚至危及生命。

英国营养专家研究发现，增加淀粉及纤维类食物的摄入，同时减少动物性脂肪和胆固醇的摄入量，可显著降低糖尿病、高血压、脑卒中、心肌梗死等疾病的发病率，成功延寿可达9年或更长。但动物性脂肪和胆固醇也不能摄入太少甚至完全拒绝，如禽蛋中的胆固醇含量虽然很高，但其中的卵磷脂成分对于骨骼的愈合以及细胞的形成具有极其重要的作用，因此，脂肪的摄入量应当满足总热量供能的需要（20%～25%）。

此外，根据WHO对于癌症患者的统计，45%的患者发病是由于饮食所导致的，其中包括长期的脂肪摄入过量、热量过高、植物纤维的摄入量过少、维生素摄入不足等原因；而抗氧化类物质（如维生素E、维生素C、胡萝卜素等）摄入的不足，会导致机体内的自由基增多，容易被氧化，从而诱发早衰、体内废物增多等多种疾病。

然而，积极应对衰老，绝不单纯是老年人群的自助，而应当从家庭、社会等层面来采取措施，共同协作和努力，从而实现保持健康、延缓衰老的愿景。

一、个人层面

老年人需正视并认清一个事实，即年龄的增长、体力的衰减并不代表其对于营养的需求也有所降低；相反，保持膳食的平衡变得更为重要。维多利亚宣言中倡导的"健康四大基石"是合理膳食、适量运动、戒烟限酒、良好心态。除此之外，良好睡眠也是延缓衰老的重要举措。以上五点便是从个人层面来诠释应对衰老的策略，其本质是平衡。

（一）合理膳食

合理膳食、摄入充足营养是保障机体健康的物质基础，老年人不仅需要依照自身的喜好来安排饮食，更应当合理搭配食物种类、科学烹饪、饮食有节，从而保证各种对健康有益的物质的摄入。

1. 合理搭配食物种类

人体所需要的营养素是非常多的，有些营养素可以在体内合成，有些则必须通过膳食摄入来获得。而对于某些能够在体内合成的物质而言，当机体处于某些特定的时期（如老年人、孕妇、乳母、小孩等）会合成不足，这时便需要通过摄入特定的食物来供给补充。

在衰老的过程中，上皮组织会出现角化、干燥、增生的情况，肌肉组织也会不断退化和萎缩，消化系统、内分泌系统、神经系统以及各器官的功能都会有所衰退，机体自身的代谢亦会有所减弱，这些都与营养素的摄入密切相关。

在合理搭配膳食的时候，除保证脂肪、蛋白质和糖类的摄入量外，还应当注意摄取充足的维生素和微量元素。这是因为维生素在抗击衰老的过程中，可起到不可替代的作用。如B族维生素可以在代谢过程中充当辅酶成分，起到调节和控制机体代谢的作用；维生素E可发挥抗氧化作用，防止细胞膜的氧化，减少脂褐素，维持细胞的正常代谢；维生素C不但可以起到抗氧化的作用，同时还能够阻断致癌物亚硝胺在体内的形成，提高免疫力。

此外，丰富的微量元素也可发挥抗衰老的功能。如硒作为酶的重要组成成分之一，协同维生素E，不但可以保护细胞膜，使其免受氧化的侵害，同时还能够清除机体内由于代谢所产生的自由基；锰是机体内许多酶的辅基及激活剂，不但具有与硒相类似的作用，还可以激活与皮肤、眼角膜、骨骼和肌腱健康相关的酶。

但目前为止，并没有任何一种食物可以提供人类所需要的全部营养素，比如有的食物含脂肪多，有的含蛋白质多，有的含铁多，有的含维生素B_2多，因此，合理搭配饮食，一定要注意满足饮食的多样化。将不同食物进行合理搭配，保证食物多样、种类齐全，才能够保证机体摄入充足的营养素，并获得相对全面的营养。通过这种方式所达到的合理营养，其效果比市面上任何一种保健品都有作用且更为安全和令人放心。

在饮食搭配的过程中，应注意保证食物的多样性：有荤有素、有主有副、有粗有细、有米有面、有菜有汤等。同时，由于老年人的消化机能有所退化，所以在饮食搭配过程中，可以选择在中餐和晚餐之间，以及晚上分别补充一些食物，如酸奶、牛奶、水果、坚果等，将一天所需的热量合理分配至三餐，这样有利于营养更好地被吸收。具体的搭配原则和方法将在后续内容中详细介绍。

2. 科学烹饪

烹饪是制作菜肴的过程，大部分的食物在食用之前均需要进行烹饪。如果选择的烹饪方法不当，也会引起老年人营养摄入不足的情况发生。

因此，在烹饪过程中，应当针对不同的食物采取不同的方法，来最大限度地降低烹饪过程中营养素的损失。

（1）谷类食物：用蒸、煮的方法较好，煎、炸最差，这是因为在煎炸的过程中食物中的维生素B_1可全部损失而降低营养价值。

（2）畜禽肉、鱼类：提倡用蒸、煮、炖、焖、煨的方法，而不主张用煎、炸、烤的方法，这是因为前者可避免肉类中的水分流失，并保持肉质细嫩，而后者会使肉质老、韧并产生有害物质。对于鱼类可采用降低油温、挂糊等方法来减少营养物质的损失。

（3）蔬菜：对脆质的叶茎类菜，应采用急火快炒的方法，这是因为短时间烹饪，可使营养素的保存率较高；同时在炒菜过程中，所使用的油脂有利于促进脂溶性营养素的吸收。

（4）豆制品及蛋类：推荐用炖、烧、煮等温和的方法，不建议油煎或油炸。

3. 饮食有节

自古代以来，我国就讲究"饮食有节，饥饱有度"，这是指人们对于饮食要适度适量。国内外调查资料均表明，世界范围内的百岁老人中，70%以上都有节制饮食的习惯，摄入过多会使人提前衰老、短寿。科学家研究发现，老年人的肠胃经常保持在轻度的饥饿状态，对于大脑、神经、内分泌和免疫系统的功能均可产生积极而良好的刺激作用。

生命早期的饮食过量可导致机体的早熟发育，而成熟后的饮食过量则会加速衰老的过程，同时诱使某些退行性疾病的发生。科学研究发现，体重保持在理想范围之内的老年人，其罹患各种疾病的概率最低；反之，无论是超重、肥胖者，还是低体重、消瘦者，都很容易患病。如在超重、肥胖者中，高血脂、高血压、糖尿病、脑卒中和冠心病的患病率普遍较高，而低体重、消瘦者，由于营养摄入不足，免疫力低下，容易罹患肺心病、慢性支气管炎等其他呼吸系统的疾病。因此，摄入合理的热量和机体所需的营养，同时保持理想体重，是营养抗衰的重要环节。

吃无污染、清洁卫生、不变质的食物也非常重要。现在社会有些人存在猎奇心态，热衷于吃野味山珍，然而野生动物大多数是没有经过检疫的，其自身会带有传染病，如病毒、寄生虫、细菌等，不仅害己，亦会害人。

（二）适量运动

1. 运动

"生命在于运动"，运动有益健康。运动可使我们生活得更加健康、幸福、多彩，并远离疾病的困扰。

当今社会，尤其是大城市里，竞争激烈，生活节奏紧张，许多人工作时都是久坐。但是，久坐会造成新陈代谢失调，也是多种常见慢性病（如心脑血管疾病、糖尿病、恶性肿瘤等）的诱因和风险因素之一。

同时，随着科技的进步和发展，交通工具非常发达，配套设施也很齐全，出门有轻轨、地铁、汽车，上下楼有电梯，因此以交通工具和电梯代步的现象十分普遍，这导致了很多人忽略了运动对健康的重要意义。于是，由缺乏运动所导致的亚健康状态以及各种疾病日益显现出来。

研究表明，运动对健康可起到无可替代的积极促进作用。具体来说，运动可以使人精力充沛，从容不迫地处理日常事务；运动可以使人处事态度积极、乐观，讲求团队协作精神；运动能够促进睡眠，更有利于休息；运动可以提高应变能力，增强环境的适应能力；运动可以增强免疫力，使人对疾病的抵抗力增强等。

2. 运动与营养

运动与营养两者之间是相互影响并相互促进的，如果缺少任一方面，都不能够使机体保持良好的状态，甚至会损害健康。只重视营养而不进行适当运动，会导致肥胖无力、肌肉松弛；若单纯地运动而忽略营养的补充，大量的排汗会导致体内水、无机盐和维生素的流失，同时由于在运动过程中，蛋白质的分解、合成均有所增强，因此蛋白质缺乏和贫血也是比较常见的运动-营养缺乏症状。

营养是机体的物质基础，是身体健康的重要保障，合理的营养可以为运动提供能量和代谢所需的各种营养素，同时能够巩固和促进运动的成效；反之，运动能够改善机体的循环代谢，增强各器官的功能，促进营养物质的吸收。两者科学地结合，可起到促进健康的奇效。

此外，运动与就餐时间的安排一定要合理，若间隔时间过短，胃内食物残渣较多，易诱发恶心、腹痛或呕吐等；如间隔时间过长，体内血糖开始下降，从而影响运动的强度和成效。另外，运动过后最好要间隔适当的时间再进食，这是因为在运动的过程中，血液会集中流向与运动相关的器官和组织中去，故消化系统内的血液会相对减少，因此运动过后不要马上进食，避免消化不良；同时务必注意，切莫空腹运动，这是因为空腹运动时，主要的能量来源是脂肪，而脂肪代谢所产生的游离脂肪酸具有心肌毒性，过量会引起心律失常，甚至猝死。

3. 运动、营养与免疫力

营养均衡，吃出健康，可增强机体免疫力。适量的运动可增加血液里白细胞介素的含量，有助于消灭外来侵袭的病毒及癌细胞，同时促使机体释放令人兴奋的激素，进而实现提高免疫力的作用。因此，这三者之间的关系可以用下面的公式来概括，即适量运动＋均衡营养＝增强免疫力。

总而言之，老年人应当积极主动地参与力所能及的运动，以达到提高自身身体素质的目的。

（三）戒烟限酒

吸烟是多种慢性病如心脏病发作、脑卒中、肺癌、喉癌等发病的危险因素。此外，吸烟对于女性而言，还存在着特殊的危害，若吸烟的妇女为孕妇，则其腹中胎儿早产或成为轻体重儿的概率将升高。吸烟不仅危害吸烟者自己的身体健康，同时也会影响其周围的人群，因为其周围的人群被动地吸入"二手烟"，所产生的危害甚至会更大。对儿童来说，由于其自我保护意识较差，因此，受到的危害亦会更加严重。

众多研究表明，适度饮酒比不饮酒及酗酒者更加健康长寿。但如果酒精摄入过量则会引起许多健康问题，如高血压、脑卒中等，且酗酒不但会损害饮酒者自身的生理功能，对其大脑、心脏、肝脏等器官造成损伤，同时也会对其心理和社会功能造成不良的影响。

各国政府应积极履行WHO所提出《烟草控制框架公约》和《减少酒精相关损害战略》。对于个人而言，应当充分意识到吸烟和酗酒的危害，并积极杜绝其对自身的负面影响。

（四）良好心态

1. 心态平衡

从理论上来讲，若机体处于平衡状态，则人的健康状况通常较好，体内各项功能指标（如血压、血糖、心率等）都处在理想的范围之内。但是，紧张性刺激是可以破坏掉这种平衡状态的。虽然机体应对生理上的紧张性刺激（如外伤等）非常迅速和敏感，但是，对于心理上的紧张性刺激却束手无措，并且长期处于心理上的紧张性刺激容易得病，如心脏病、高血压、癌症等。

心态对于人体健康至关重要，老年人尤其应当保持乐观开朗的态度，经常与他人沟通交流，持续融入社会大环境中，不至于因孤单而导致心理障碍。

2. 心理健康

除了要保持心态平衡外，心理的健康也是至关重要的。前面提到，在衰老过程中，老年人的心态会随着年龄的增长而发生改变，从而影响食物及营养物质的摄入；反过来讲，如果饮食营养跟不上，同样会对老年人的身心健康产生影响，甚至引发心理障碍。

近年来，由于膳食营养不均衡和营养价值低所导致的精神分裂症及抑郁症等心理疾病不断增加，归根结底还是因为膳食搭配不合理以及某些必要的营养物质如ω-3脂肪酸、碳水化合物、维生素C等摄入不足。

（1）ω-3脂肪酸：老年人日常摄入的ω-3脂肪酸含量严重不达标，这不仅会导致抑郁的发生，同时还会造成记忆力和注意力等多方面的问题。

（2）碳水化合物：研究证明，含糖量较高的食物对于紧张、易怒和忧郁等行为有缓解的作用。老年人摄入适量的碳水化合物后，大脑会不断产生血管收缩素，维持良好的精神状态。

（3）维生素C：调查发现，当情绪不佳、心理压力过大时，机体消耗的维生素C会较平时多出8倍。因此，适量多摄入一些富含维生素C的水果和蔬菜，或服用适量的维生素C补充剂，可有助于缓解精神障碍并愉悦心情。

老年人要想保持良好的心态，除了要保持心态平衡，维持良好、和谐的人际关系外，还应当善于通过饮食来缓解情绪的低落，通过有益身心健康的食物来转换情绪。尤其对于性格内向、丧偶独居的老年人而言，注重饮食营养，更有利于其从低沉忧郁中解脱出来。

（五）睡眠良好

睡眠质量的好坏也被作为衡量身体健康的重要指标，而摄入适当的营养，有助于改善睡眠的质量，从而起到抗衰老的作用。

1. 睡眠与营养

食物中的营养成分对睡眠的质量有着重要的影响。许多食物具有补心、安神、镇静的功效，可以促进睡眠；但也有一些食物可利尿、刺激神经系统，这些食物会干扰睡眠。因此，根据食物的特性，来合理地规划饮食，对于睡眠具有非常重要的意义。

2. 睡眠与晚餐

《黄帝内经》中提到"胃不和则卧不安"。一日三餐应遵循"早吃饱，午吃好，晚吃少"的原则，并控制三餐的比例为4∶4∶2，这样既可保证白天活动时的能量供给，又能够使胃肠道在睡眠中得到休息。因此，晚餐吃什么、什么时候吃、吃多少，都与睡眠的质量有着密切的关系。

那么，如何安排晚餐最为合理和健康呢？

（1）吃少点：具体的摄入量要依据个人的需要和身体状况来确定，但总的原则是满足"二不可"，即不可不吃，亦不可吃得过饱。因为这两种情况均会对肠胃产生不良影响，导致辗转反侧，无法入眠。

（2）吃清淡点：晚餐应当少食大鱼大肉，因为这些肥而厚味的食物会增加胃肠道的负担，影响食物的消化和吸收。如果已摄入肥甘厚腻的食物，应进行适当的运动，并将睡眠时间稍微推迟一些，这样有利于正常睡眠。

（3）吃易消化食物：晚餐选择易于消化、脂肪含量低、碳水化合物适量且富含蛋白质的食物，这些食物可充分发挥安神镇静的作用，对睡眠有所裨益。

（4）时间安排合理点：一般来讲，就寝的时间至少应安排在晚饭后4小时，这样可以保证晚饭摄入的食物被充分地消化吸收，亦可避免因"胃不和"而导致"卧不安"情况发生。

3. 有助于睡眠的食物

为了拥有良好且高质量的睡眠，应多摄入一些有助于睡眠的食物，如牛奶、莲子、洋葱、核桃、苹果、马铃薯等。这些食物可以缓和紧张的情绪，使人放松，同时诱导"睡眠激素"——褪黑素及血清素的产生。现列举部分有助于睡眠的食物，以供老年人参考。

（1）牛奶：含有两种催眠成分，一种是色氨酸，可促进脑神经细胞分泌五羟色胺（使人困倦的神经递质）；另一种是类鸦片肽，其可与中枢神经相结合，调节机体的生理功能，发挥麻醉和镇痛的作用，有助于缓解疲劳并放松身体，尽快入眠。尤其是体虚及神经衰弱的老年人，可以在睡前摄入150 mL左右的温牛奶来促进睡眠。

（2）莲子：具有养生安神的功效。在《中药大辞典》中写明其可用于治疗"夜寐多梦"。现代医学研究证明，莲子中含有的芸香甙、莲心碱等成分，具有明显的镇静作用，亦可促进胰岛素的分泌，故具有安眠的作用。具体吃法是，将莲子煮熟后加冰糖，或将莲子水煎后加盐，在睡前服用。

（3）洋葱：可增强机体对维生素B_1的吸收能力，促进体内新陈代谢、改善注意力涣散的状况、消除疲劳，对改善失眠具有显著的作用。其最佳的助眠方法是同红葡萄酒搭配食用，具体方法是，将洋葱切成片状，置于干爽、洁净的玻璃罐内，再倒入约500 mL的红葡萄酒，密封后放至冰箱中冷藏三天，此后每晚在睡前饮用30～50 mL。

（4）核桃：研究表明，核桃可以促进入眠并提高睡眠质量，因此常被用来辅助治疗失眠、神经衰弱、健忘、多梦等症状。具体吃法是，同黑芝麻一起捣成糊状，睡前服用约15 g。

（5）苹果：含有苹果酸、果糖及浓郁的香味，可诱使机体内血清素的生成，起到助眠的作用。

（6）马铃薯：可清除掉机体内干扰色氨酸作用的酸性物质。为增强其促进睡眠的作用，最佳做法是将马铃薯煮熟或烤熟后碾碎成泥，与温牛奶混合，于睡前食用。

二、家庭层面

和谐的家庭环境是健康长寿的关键。若想达到身心健康，延缓衰老，单靠个人是远远不够的，还需要全家人的共同协作。家庭关系的和睦程度影响着个人的健康状况，那么应当如何搞好家庭关系呢？

（一）话疗

话疗即交流、沟通和谈心。通过话疗，可以了解彼此的需求，增进家庭成员之间的相互理解和信任，消除家庭中的隔阂、误解和矛盾，带来巨大的幸福感。话疗还有助于防治高血压、肿瘤等老年人高发的疾病，并可预防老年痴呆的发生。

（二）牵手

皮肤间的接触能够产生明显的生理和心理效应，不单对于婴儿，对于成年人也一样，经常性的皮肤接触可改善血液循环、减轻忧郁和恐惧。

（三）爱情

爱情是人类最纯真和美好的感情之一，许多研究证实，沉浸在爱情中的人们，其机体的造血系统、神经系统、内脏功能、免疫调节能力都处在最佳状态。他们不仅神清气爽、精力充沛，而且皮肤都细腻光滑，头发也柔软亮泽，各种疾病的发病率普遍较低，甚至连伤口的愈合都比较快。

上述三点统称为家庭健康"三宝"。家庭是社会的基本组成单位，家庭的和谐会带来社会的和谐，家庭的健康是社会健康的基石和保障。

三、社会层面

社会应多开展一些适合于老年人的丰富多彩的活动，鼓励老年人走出家门、融入群体、增加运动、保持良好的心态，更加从容地面对衰老。

复习参考题

一、解释下列名词

健康四大基石　家庭健康"三宝"

二、简答题

1. 简述如何安排晚餐最为合理。

2. 简述运动、营养与免疫力之间的关系。

三、论述题

1. 积极应对衰老的措施有哪些？请选择其中三个进行展开说明。

2. 谈谈你从家庭层面应对衰老的看法。

3. 谈谈你对合理膳食的理解和认识。

第4节　老年人的营养服务

学习指导

1. 掌握银发产业的含义及该产业所涵盖的范畴。
2. 熟悉我国老年人的营养服务的状况。
3. 了解其他各国老年人的营养服务的状况，并且从中总结经验，为我国银发产业的发展提供建议。

　　面对增速迅猛的老年人口数和已经形成的老龄化社会格局，各国政府都已开始着手发展老年人的健康保健和服务。如今，一个以老年人为目标客户群体，并根据老年人群的需求而形成的产业，即银发产业，正在快速地发展。

一、银发产业

　　银发产业可分为三个维度，即本位产业、相关产业和衍生产业。

（一）产业介绍

1. 本位产业

主要包括养老服务设施和机构、老年人护理服务业、老年人食品、老年人医疗等。

2. 相关产业

主要包括养老设施和机构供应链上所需物品、老年人护理专业物品、老年人营养保健、医疗保健、心理咨询等。

3. 衍生产业

老年人寿险产品、投资理财产品、融资等资本市场。

（二）产业发展需要

银发产业是时代应运而生的产物，随着老年人寿命的增加，其产业周期不断延长，但无论如何，这都是一个朝阳产业，潜力无穷。银发产业在社会化过程中，必须要强调社会的责任，同时企业也要将其当作良心产业来做。银发产业的健康发展不仅对经济的发展有利，更是营建和谐社会的基础。

二、各国老年人的营养服务状况

银发产业中很重要的一部分是对老年人的食品、老年人的医疗提供保健和服务，因其是新兴的产业，世界各国都处于尝试、探索和逐步发展的过程中。

（一）美国的老年人营养服务状况

美国的老年人营养服务计划开展得最早且成熟度最高，是一项以家庭社区为主的老年人服务计划。该服务主要包括以下三方面内容。

1. 餐饮服务

该计划提供食堂式和送到家式的餐饮服务，并在各个不同的地点提供，如教会、老人中心、学校等。而食堂式餐饮为共同进餐的老年人提供了正面的社交交流机会，对老年人的身心健康均有所裨益。

对于该计划餐饮的具体要求有两个：一是该计划中每餐所供应的营养不得低于美国国家科学院医药协会的营养委员会所建议的饮食定量的1/3；二是该计划应当符合美国卫生部和农业部所颁布的饮食准则。

2. 其他营养服务

主要包括营养监测和评估、教育和咨询等，同时也包括高血压、糖尿病等慢性病的特殊健康评估，以满足参与该计划的老年人对于自身健康和营养的需要。这些服务主要是通过为老年人服务联网的4000多家营养供应商来提供。

3. 附加服务

附加服务即是银发产业中的衍生产业，通过该项服务，可以使老年人学会如何购物、如何理财等。同时也可委派义工定期到老年人的家里去陪伴老人，以减轻老年人的寂寞感。

（二）新加坡的老年人营养服务状况

银发产业在新加坡被称为"乐龄"产业，即享受生活的快乐，体现了新加坡尊老和爱老的"寿文化"传统。其所主张和提倡的健康、独立、开心、有尊严的生活方式，是银发产业的新思路。

新加坡的大部分老年人会选择在家养老。因此，政府提倡社区养老、就地养老的策略，为老年人提供便捷的服务。除推广建设无障碍设施外，更是将重心放到营养服务中去，建立没有围墙的饮食服务机构，提倡和鼓励老年人走出家门，接触社区内其他老人，通过科学合理且有节制的膳食供给来保证营养摄入。

（三）日本的老年人营养服务状况

日本的银发产业是将老年人群分类，即分为健康人群、独居或虚弱人群、长期卧床人群和痴呆老年人群，从而针对不同人群，依据不同实际情况，有针对性地实施营养服务。同时本着尊重老年人的宗旨，提供多种形式的服务，如上门服务、日托服务、短期托付服务、长期托付服务和保健咨询服务等，老年人可依照自己的意愿来选择适合自己的服务方式，享受全方位的护理和照顾。

日本最具特色的老年人营养服务项目是上门送餐服务，这是由日本各地方政府与日本生活协同联合会一起合作，利用发达的通信科技，在全国范围内为老年人提供点菜、配餐、收款和送餐的"一条龙"服务。这些配餐主要是晚餐，由营养师监督制作，在低盐分、低热量并保证营养均衡的前提下，每天更换菜谱，详细列出每种配餐的热量、蛋白质、脂肪及盐的含量，食物的硬度及口味均可按照顾客的要求来进行细致化加工。老年人可以通过网络或电话进行提前订购。因其价位合理且营养全面，在日本社会受到高度好评。

（四）中国的老年人营养服务状况

由于我国步入老龄社会的时间较发达国家晚，因此目前我国的银发产业和老年人营养服务都处于刚刚起步阶段，且仅限于以生活照料为主，从业人员的整体素质较低，专业技术水平、服务质量和业务能力都远远不能够满足老年人的真实需要。因此，我国应借鉴其他欧美及发达国家的经验，总结出适合我国国情的特色服务。

我国老年人普遍存在的营养问题包括：饮食摄入量不合理、饮食搭配不科学、摄入食盐过多、饮酒过量等，因此实施老年人营养服务应当侧重于科学的指导和安全的保障，而这些都是需要由专业的营养技术人员来操作的。因此，为做好我国的老年营养服务产业，除了在饮食上给予科学规范的指导外，还应当培养大量的营养专业人才。只有这样，才能够为银发产业的发展提供坚实的保障。

复习参考题

一、解释下列名词

银发产业　本位产业

二、简答题

1. 简述银发产业未来的发展需要。

2. 简述你对我国老年人营养服务状况的理解，并谈谈我国未来银发产业的发展方向。

（吕冠薇　段长秋）

第**3**章

健康老龄化的营养支持

第 **1** 节 以食物为基础的营养指导

学习指导

1. 掌握谷类、豆类、奶类、果蔬等营养素分布与营养价值，影响各类食品营养价值发挥的因素，中国老年人膳食指南及膳食宝塔的内容。

2. 熟悉谷类、蔬菜在烹调中营养素的损失，适合老年人的常见各类食物，老年人的合理膳食要求。

3. 了解大豆资源的新开发。

一、各种食物的营养价值

食品的营养价值是指某种食品所含营养素和能量能满足人体营养需要的程度。根据食品类型不同，可以分为：

（1）动物性食品：如畜禽肉类、动物内脏、奶类、蛋类、水产品等。

（2）植物性食品：如粮食类、豆类、薯类、坚果类、蔬菜和水果等。

（3）各类食物的制品：指以动物性、植物性天然食物为原料，通过加工制作的食品，如糖果、食用油、酒、罐头、糕点等。

影响各类食品营养价值发挥的因素可以分为以下几点：

（1）食品营养价值的高低，取决于食品中营养素的种类是否齐全、数量的多少、相互比例是否适宜以及是否容易被人体消化吸收和利用。

（2）不同食品因所含营养素的种类和数量不同，其营养价值也就不同。如粮食类食品，其营养价值体现在能供给人体较多的碳水化合物和能量，但蛋白质的含量较低；蔬菜和水果能提供丰富的维生素、矿物质及膳食纤维，但其蛋白质、脂肪含量极少。

（3）即使是同一种食品，由于其品种、部位、产地、成熟程度和烹调加工方法不同，营养价值也会存在一定的差异。因此，食品的营养价值是相对的。

（4）目前，还没有任何一种天然食物能够一次性满足人体的全部营养需要。

因此，人们应当根据不同食品的营养价值特点，合理地选择多种食品食用，以及进行食品强化，以保证营养平衡，满足人体的营养需要。

（一）粮食类的营养价值

1. 营养素分布

谷类有相似的结构，最外层是谷皮，谷皮内是糊粉层，再向内为占谷粒绝大部分的胚乳和一端的胚芽。各营养成分分布不均匀，具体如下：

（1）谷皮：为谷粒的外壳，主要由纤维素和半纤维素等组成，含较高的矿物质和脂肪。

（2）糊粉层：介于谷皮和胚乳之间，含丰富的B族维生素及无机盐。

（3）胚乳：是谷类的主要部分，含大量淀粉和一定量的蛋白质，还含有少量的脂肪、矿物质和维生素。

（4）胚芽：位于谷粒的一端，富含脂肪、蛋白质、无机盐、B族维生素和维生素E，胚芽质地比较柔软且韧性较强，不易粉碎，但在加工过程中易与胚乳分离而混入谷糠中，造成营养素丢失。

2. 营养价值

（1）蛋白质：含量7.5%～15%，主要由谷蛋白、白蛋白、醇溶蛋白和球蛋白组成，而赖氨酸含量少，营养价值低于动物性食物。我国膳食中谷类所占比例较大，是蛋白质的重要来源，占50%。可采用蛋白质互补的方法提高其营养价值。

（2）碳水化合物：主要为淀粉，含量在70%以上，此外还包含一定量的糊精、果糖和葡萄糖等。是人类最理想、最经济的能量来源。

（3）脂肪：为1%～4%。大米、小麦为1%～2%，玉米、小米可达4%。主要集中在糊粉层和胚芽，从玉米和小麦胚芽中提取的胚芽油，80%为不饱和脂肪酸，其中亚油酸占60%，具有降低血清胆固醇、防止动脉硬化的作用。

（4）维生素：谷类是膳食B族维生素的重要来源，如维生素B_1（硫胺素）、维生素B_2（核黄素）、尼克酸、泛酸和吡哆醇等。主要分布在糊粉层和胚芽，加工精度越高维生素损失就越多。玉米和小米含有少量的胡萝卜素，玉米和小麦胚芽中含有较多的维生素E，是提取维生素E的良好原料。

（5）矿物质：为1.5%～3%。主要是钙、铁等，但多以植酸盐形式存在，消化吸收性较差。

谷类食品含有各种营养素，但其含量差别很大。含量最多的是碳水化合物，烹调后容易消化吸收和利用，是人类最理想、最经济的能量来源，其营养价值较高；谷类食品蛋白质含量较少，且生物利用率较低，因此营养价值相对较低；谷类食品虽然脂肪质量较高，但含量太低，其营养价值相对较低；由于谷类食品含有膳食纤维和植酸，影响了矿物质的消化吸收和利用，其营养价值相对较低。就B族维生素而言，谷类食品的营养价值较高，但易受烹调加工的影响。尽管谷类食品存在一些缺点与不足，但作为我国居民膳食结构中的主食，仍然是人体能量、蛋白质、矿物质和B族维生素的重要来源。

3. 谷类在加工、烹调中营养素的损失

（1）加工精度越高，糊粉层和胚芽损失越多，营养素损失越大，尤以B族维生素损失显著。我国20世纪50年代的标准米（九五米）和标准粉（八五粉），与精白米面相比，保留了更多的B族维生素、纤维素和无机盐。

（2）谷类食物在烹调前一般都要经过淘洗，在淘洗的过程中一些营养素特别是水溶性维生素和矿物质容易丢失，致使米类食物营养价值降低。大米经过淘洗，维生素B_1的损失率为30%～60%，维生素B_2和尼克酸的损失率为20%～25%，矿物质的损失率可达70%，碳水化合物的损失率约为2%。淘洗的次数越多，水温越高，浸泡的时间越长，营养素的损失就越多。

（3）谷类的烹调方法有煮、焖、蒸、烙、烤、炸、炒等，不同的烹调方法引起营养素损失的程度不同，主要是对B族维生素的影响。如制作米饭，采用蒸的方法B族维生素的保存率比捞蒸方法（即弃米汤后再蒸）要高得多；在制作面食时，一般用蒸、烤、烙的方法，B族维生素损失较少，但制作油条时因加碱，且油炸会使硫胺素全部损失，维生素B_2、尼克酸损失一半。

（4）米饭在电饭煲中保温时，随着时间的延长，维生素B_1的损失增加，可损失所余部分的50%～90%。

4. 老年人选择和制作谷类食物的原则

老年人在选择和制作谷类食物时首先要多样化，粗细搭配。随着生活水平的提高和对食品口味要求的改变，粮食加工越来越精细。精制米面白净细腻、口感好，但是最大的缺点是营养损失多。谷类食品是B族维生素的主要来源，含丰富的可溶性膳食纤维、矿物质等。这些营养素大多存在于米面的糊粉层和谷胚中，粮食加工越精细，营养成分损失越多。如果长期吃精白米面，会引起B族维生素和膳食纤维摄入不足。因此老年人每天应该选择2种以上的谷类食品，有意识地多选择粗杂粮，做到粗细搭配，保证营养均衡。

老年人还要合理制作米面食品，不要过度淘米。大米和杂粮一般以蒸、煮的方法制成饭和粥。面粉一般用蒸、烤、烙的方法制作成面食，如馒头、面条、饺子、面饼等。

老年人咀嚼和消化能力减弱，米饭、粥和各种面食要松软易消化，不要用捞蒸方式煮饭（即弃米汤后再蒸），以减少营养素的损失。煮粥不要加碱，发面时最好用酵母而不要用小苏打，因为米面中的B族维生素在碱性环境中极易被破坏。少用油炸的方式制作食物，如油条、炸糕、麻花等，以保护谷类中的营养。

5. 适合老年人的几种常见粮食类食物

（1）小米：小米原产于我国，有8000多年的种植历史。临床研究发现，小米中含有丰富的维生素、矿物元素及大多数谷类粮食中都不含有的胡萝卜素，而在每100 g小米中就含有0.12 mg胡萝卜素。小米中维生素B_1的含量也很丰富，位居所有粮食之首。此外，小米中苏氨酸、蛋氨酸和色氨酸的含量也比一般粮食类食物高很多。中医认为，小米性微寒、味甘咸，可入肾经、脾经、胃经，有和中益脾、养肾气、除胃热、治消渴、通便的功效。《本草纲目》中说，小米可"治反胃热痢，煮粥食，益丹田，补虚损，开肠胃"。因此，小米对降血糖、降血脂、预防便秘及减肥都有很好的效果，非常适合老年人食用。

专家认为，老年人若经常食用以小米为主料的小米山药红枣粥，可起到很好的保健效果。此粥的做法是：取小米100 g，糯米30 g，山药70 g，红枣10枚，白砂糖15 g。将小米和糯米用清水浸泡15分钟。将红枣用清水泡胀、去核。将山药去皮、切成小块。将红枣和山药块放入用白砂糖调成的糖水中腌制30分钟，然后将小米、糯米、山药块、红枣一起入锅加适量的清水熬煮至小米烂熟即成。

红枣味甘、性温，可入脾经、胃经，有补中益气、养血安神、健脾和胃的功效。山药味甘、性平，可入肺经、脾经、肾经，有健脾益气、滋肾养阴的功效。因此，小米山药红枣粥非常适合体质虚弱、食欲不振、胃肠功能不好的老年人食用。

（2）玉米：含蛋白质、脂肪等，还含有谷固醇、卵磷脂、维生素E等营养素，具有降低血液中胆固醇，防止高血压、冠心病，防止细胞衰老、脑功能衰退等作用。

（3）黑米：铁含量和钙含量分别为普通大米的3倍和3～5倍。黑米有补血、健脾、治疗贫血和神经衰弱等功效。

（4）燕麦：燕麦含有磷脂、胆碱、谷固醇、维生素E、矿物质（钾、钙、镁、铁、锌、锰、硒等），对降低血脂、维护心脑血管健康、延缓衰老都有良好的作用，尤其适合高血压和老年糖尿病患者食用。

（5）薏米：薏米含有蛋白质、脂肪、碳水化合物、维生素和矿物质，具有健脾利湿、清热补肺的功效。

（6）荞麦：荞麦粉的蛋白质生物价高达80，是谷类中最高的。荞麦中还含有丰富的维生素B_1、维生素B_2、尼克酸，钾、镁、铜、铁等矿物质的含量也较高。

（二）豆类及其制品的营养价值

豆类包括大豆和食用豆两类。其中，大豆包括黄豆、青豆、黑豆和白豆等，以黄豆最为常见；食用豆包括豌豆、蚕豆、绿豆、红豆、豇豆、小豆、芸豆等。

1. 大豆的营养价值

（1）蛋白质：大豆含有35%～40%的蛋白质，是天然食物中蛋白质含量最高的食品。大豆蛋白质由球蛋白、清蛋白、谷蛋白和醇溶蛋白组成，其中球蛋白含量最多。其氨基酸组成接近人体需要，且富含谷类蛋白较为缺乏的赖氨酸，是与谷类蛋白互补的天然理想食品。大豆蛋白是优质蛋白质。

（2）脂肪：大豆含脂肪15%～20%，大豆脂肪以不饱和脂肪酸居多，约占85%，其中以亚油酸为最多，达50%以上。大豆油还含1.6%的磷脂，并含有维生素E。

（3）碳水化合物：大豆含碳水化合物25%～30%，其中一半是可供人体利用的可溶性糖，如阿拉伯糖、半乳聚糖和蔗糖，淀粉含量很少；而另一半是人体不能消化吸收和利用的棉籽糖和水苏糖，存在于大豆细胞壁，在肠道细菌作用下发酵产生二氧化碳和氨，可引起肠胀气。

（4）维生素：含丰富的维生素B_1和维生素B_2，大豆中还富含维生素E，干豆类几乎不含维生素C，但经发芽制成豆芽后，其含量明显提高。

（5）矿物质：大豆含有丰富的钙、铁、锌、磷等矿物质。

2. 大豆中的抗营养因素

（1）蛋白抑制剂（PI）：生豆粉中含有此种抗营养因子，对人胰蛋白酶活性有部分抑制作用，对动物生长可产生一定影响。我国食品卫生标准中明确规定，含有豆粉的婴幼儿代乳品，尿酶实验必须是阴性。

（2）豆腥味：主要是脂肪酶的作用。95 ℃以上加热10～15分钟等方法可脱去部分豆腥味。

（3）胀气因子：主要是大豆低聚糖的作用，是生产浓缩和分离大豆蛋白时的副产品。大豆低聚糖可不经消化直接进入大肠，可被双歧杆菌所利用并有促进双歧杆菌繁殖的作用，对人体产生有利影响。

（4）植酸：影响矿物质吸收。

（5）皂甙和异黄酮：这两类物质有抗氧化、降低血脂和血胆固醇的作用。

（6）植物红细胞凝集素：是一种蛋白质，可影响动物生长。加热即被破坏。

综上所述，大豆的营养价值很高，但也存在诸多抗营养因素。近年来的多项研究表明，大豆中的多种抗营养因子有良好的保健功能，这使得大豆研究成为营养领域的研究热点之一。

3. 食用豆的营养价值

蛋白质含量低于大豆，一般为20%左右，脂肪含量极少，仅为1%～2%，碳水化合物占50%～60%，主要以淀粉形式存在。其他营养素与大豆近似，也是一类营养价值较高的食物。

（1）绿豆：性寒，清热解毒，消暑利尿。可以治疗和预防咽喉肿痛、小便赤热等。

（2）赤豆（红小豆）：赤豆味甘、酸，性平，具有利水除湿、解热毒、排脓等功效。

（3）蚕豆：蚕豆又称胡豆、罗汉豆，含有毒素，会导致"蚕豆病"。蚕豆病是一种以溶血性贫血为主要特征的疾病，通常通过加热可破坏其毒性。

4. 大豆资源的开发

大豆蛋白的消化率为65%，但经浸泡、细磨、加热等一系列处理加工制成豆制品后，去除了大豆所含的抗营养因素和大部分纤维素，其消化吸收率明显提高，从而提高了大豆的营养价值。

1）非发酵性豆制品：如豆浆、豆芽、豆腐、豆腐干、干燥豆制品（如腐竹等）。

（1）豆腐：蛋白质含量约为8%，但由其制成的豆腐干或其他制品的蛋白质含量可达17%～45%，且是生物价值较高的优质蛋白质。将大豆制成豆腐后蛋白质消化率由60%～65%提高到92%～96%，从而提高了大豆的营养价值。豆腐也是钙和维生素B_1的良好来源。

（2）豆浆：蛋白质含量近似牛奶，其中必需氨基酸种类齐全，铁的含量约是牛奶的4倍，也是多种营养素含量丰富的传统食品。

（3）豆芽：一般是以大豆和绿豆经浸泡和保温发芽后制成豆芽，在发芽的过程中经各种水解酶的作用，使大分子营养物质或以复合物形式存在的各种营养素分解成可溶性小分子有机物，有利于人体吸收。

2）发酵豆制品：大豆经发酵工艺可制成豆腐乳、豆瓣酱、豆豉等，此时蛋白质因部分分解而容易被消化吸收，并且某些营养素含量也会增加，如豆豉在发酵过程中，由于微生物的作用可合成核黄素，每100 g豆豉中核黄素含量为0.61 mg。

5. 老年人选择和制作豆类食物的原则

由于老年人对蛋白质的消化、吸收和利用的能力都较差，所以供给老年人的蛋白质，从食物选择的角度看，大豆蛋白质最为理想，其次是蛋类、乳类、鱼类及瘦肉类的蛋白质，但后者应适量，同时要注意避免脂肪和胆固醇的过多摄入，以预防心血管疾病的发生。

除了讲究蛋白质的质量外，在食用时还要看该种食物的消化吸收率。如大豆的蛋白质虽然含量高，质量好，但由于老年人咀嚼能力差，不便直接食用。无论是炒或煮的大豆，其蛋白质消化率仅为60%～65%。若将其制成豆腐及各种豆制品，则消化率可提高到92%～96%。如每天喝200 mL豆浆，就可得到8.8 g消化率很高的蛋白质。

6. 适合老年人的几种常见豆类食物

（1）黑豆：黑豆含铁元素比一般豆类都高，多食可增强体质，抗衰老，令头发乌黑亮丽。尤其值得推荐的是，黑豆泡醋很补肾（最佳吃黑豆的时间是17：00—19：00）。

（2）豌豆：中医认为，豌豆性味甘平，有补中益气、利小便的功效，是脱肛、慢性腹泻、子宫脱垂等中气不足症状的食疗佳品。中医典籍《日用本草》中有豌豆"煮食下乳汁"的记载，因此，哺乳期女性多吃点豌豆可增加奶量。此外，豌豆含有丰富的维生素A原，食用后可在体内转化为维生素A，有润肤的作用，皮肤干燥者应该多吃。但豌豆吃多了容易腹胀，消化不良者不宜大量食用。

（3）豇豆：豇豆分为长豇豆和饭豇豆两种。长豇豆即我们说的长豆角，常作为蔬菜食用；饭豇豆可以和大米一起煮粥或制作豆沙馅。中医认为，豇豆性味甘平，有健脾和胃、补肾止带的功效，特别适合脾胃虚弱所导致的食积、腹胀者食用。

（4）芸豆：芸豆又叫菜豆，味甘平、性温，有温中下气、利肠胃、止呃逆、益肾补元气等功效。它不仅富含蛋白质及钙、铁等多种微量元素，还有高钾、高镁、低钠的特点，特别适合心脏病患者和患有肾病、高血压等需低钠及低钾饮食者食用。但食用时注意必须煮熟、煮透，否则会引起中毒。

（三）肉类的营养价值

肉类主要包括畜肉类、禽肉类和鱼肉类食物。

1. 畜肉类的营养价值

（1）蛋白质：大部分存在于肌肉组织中，含量为10%～20%，其中肌浆中蛋白质占20%～30%，肌原纤维中40%～60%，间质蛋白10%～20%。畜肉蛋白质中的必需氨基酸充足，在种类和比例上都十分接近人体需要，利于消化吸收，属于利用率高的优良蛋白质。但间质蛋白中的必需氨基酸组成不平衡，主要是胶原蛋白和弹性蛋白，其中色氨酸、酪氨酸、蛋氨酸含量少，蛋白质利用率低。此外，畜肉中含有丰富的能溶于水的含氮浸出物，使肉汤具有鲜味。

（2）脂肪：一般畜肉的脂肪含量为10%～36%，因肥瘦程度及部位不同有较大差异，如猪肥肉脂肪含量达90%，猪里脊含脂肪7.9%。畜肉类脂肪以饱和脂肪酸为主，熔点较高，其主要成分是甘油三酯，另有少量卵磷脂、胆固醇和游离脂肪酸。胆固醇多存在于动物内脏，如猪瘦肉仅含81 mg/100 g，猪脑为2571 mg/100 g，猪肝为288 mg/100 g，猪肾为354 mg/100 g。

（3）碳水化合物：其主要以糖原形式存在于肌肉和肝脏中，含量极少（约为1%）。

（4）矿物质：含量为0.8%～1.2%，其中钙含量低，仅为7.9 mg/100 g，含铁较多，且以血红素铁的形式存在，不受食物其他因素的影响，生物利用率高，是膳食铁的良好来源。猪血含铁量较高，平均在37.5 mg/100 g，猪肝含铁为25 mg/100 g。

（5）维生素：畜肉中B族维生素含量丰富。

2. 禽肉类的营养价值

禽肉类包括鸡、鸭、鹅、鸽、鹌鹑、火鸡等的肌肉、内脏及其制品。禽肉的营养价值与畜肉相似。蛋白质含量约为20%，脂肪含量少，并含有20%的亚油酸。此外，禽肉的质地较畜肉细嫩。

3. 鱼肉类的营养价值

（1）蛋白质：含量为15%～25%。营养价值与畜肉和禽肉近似，易于消化吸收，但氨基酸组成中，色氨酸偏低。

（2）脂肪：含量一般为1%～3%，其中80%是由不饱和脂肪酸组成，其中不饱和脂肪酸具有降低血脂、防治动脉粥样硬化的作用。

（3）矿物质：含量为1%～2%，稍高于其他肉类，磷、钙、钠、钾、镁含量丰富，钙的含量较畜肉高，为钙的良好来源。其中虾皮中含钙量很高。此外，海产鱼还是碘的丰富来源。

（4）维生素：鱼类是维生素B_2的良好来源，海鱼的肝脏富含维生素A和维生素D。

4. 老年人选择和制作肉类食物的原则

动物性食品的营养价值高，而且味道鲜美，可烹制出各种菜肴，是老年人膳食的重要组成部分。但由于不同的动物性食品营养特点各异，加之老年人肠胃及其他器官功能的衰退，老年人要根据自身情况进行合理选择和烹调。

1）鱼、禽肉与畜肉比较：脂肪含量相对较低，不饱和脂肪酸含量较高，特别是鱼类，不仅脂肪含量明显低于畜肉和禽肉，而且海鱼含有更多的不饱和脂肪酸，并以二十二碳六烯酸（DHA）和二十碳五烯酸（EPA）为主，对预防血脂异常和心脑血管疾病等具有重要作用，因此老年人宜将鱼、禽肉作为首选肉类食品。

2）畜肉的选择：瘦肉蛋白质含量高，脂肪含量较低，而肥肉则相反，两者比较，宜多选择瘦肉。

3）使畜禽肉类食物松软易消化的方法：肉类食物中，食用最多的是畜肉和禽肉。常用的畜肉有猪肉和牛羊肉，常用的禽肉有鸡、鸭、鹅肉。在制作肉类食物时，应采用适当的方法使肉质更松软嫩滑，易于消化吸收，包括以下几种：

（1）缩短原料在火上的加热时间：确保菜肴刚熟即起，不要炒得过久。用此种方式进行烹饪时，肉类应切得小、薄一点，如肉丝、肉片等，采用旺火，快速翻动肉类，在最短的时间内使肉类均匀地受热。

（2）使用上浆法使肉类松软嫩滑：将切好的肉丝、肉片外面裹上一层淀粉糊，使其中的水分在加热过程中不流失或少流失，既保护肉类的营养成分，又保持菜肴的松软和滑嫩。

（3）采用不同的刀工对肉类进行处理：人们常说的"横切牛、竖切鸡、斜切猪"就是这个道理。此外，经剞花刀处理后，原料表面看上去虽是整块的，但实际上已被处理成丁、丝、粒，加热时能使热量迅速传达到原料的中心，加快成熟速度，减少了水分流失，从而保持了肉质的嫩滑。

（4）采用烧、炖、焖、蒸的加工方法：可以使肉中的蛋白质软化，有利于人体的消化吸收，但一定要小火加热，一次不要做得太多，时间也不宜过长，尽量减少营养物质的损失。

（5）烹调畜禽肉时放点醋，可以起到保护维生素的作用。醋还能使原料中的钙溶出，增加钙的吸收。

4）使鱼虾类食物松软易消化的方法：鱼、虾等水产类原料的肌肉纤维细短，间质蛋白含量少，水分含量高，组织柔软细嫩，比畜禽肉更容易消化吸收。

（1）鱼虾类结缔组织较少，蒸煮时间不宜过长，以免失去其鲜味并使肉质变硬。

（2）鱼虾可以用微波炉蒸煮：鱼虾类食物中水、蛋白质含量丰富，正好符合微波炉利用食物中水分子撞击加热的原理，所以在烹调时几乎不必添加调味料，就能保留鱼虾类食物的鲜味和柔嫩。

（3）可以做成鱼片、鱼丸、鱼羹、虾仁等。

（四）奶类及奶制品的营养价值

奶类是营养成分齐全、组成比例适宜、容易被消化吸收的理想的天然食物。奶类能满足出生幼仔生长发育的全部需要，也是体弱、年老者和患者较理想的食物。

1. 奶类的营养价值

（1）蛋白质：一般含量为3%，主要由酪蛋白、乳清蛋白、乳球蛋白组成，由于牛奶中蛋白质含量较人乳高2倍多，且酪蛋白与乳清蛋白的构成比与人乳蛋白正好相反，一般利用改变乳清蛋白的构成，将其调制成近似人乳的婴儿食品。奶类的消化吸收率高（87%～89%），必需氨基酸含量及构成与鸡蛋近似，属于优质蛋白。

（2）脂肪：含量约为3%，其中油酸含量占30%，亚油酸和亚麻酸分别占5.3%和2.1%。同时脂肪多以较小的微粒分散存在于乳浆中，易于被机体消化吸收。

（3）碳水化合物：主要为乳糖，含量为3.4%，比人乳（7.4%）少，其甜度为蔗糖的1/6。此外，乳糖具有调节胃酸、促进胃肠道蠕动和消化液分泌等作用，还具有促进肠道乳酸菌的繁殖而抑制腐败菌的繁殖生长等功能。在用牛奶喂养婴儿时，除调整蛋白质含量和构成外，还应注意适当增加甜度。

有的人喝牛奶后发生腹胀、腹泻等，是因为肠道缺乏乳糖酶所致，称为乳糖不耐受症。

（4）矿物质：牛奶中矿物质含量为0.6%～0.7%，其中每100 mL牛奶中含钙110 mg，且容易被消化吸收。但铁的含量较低，如以牛奶喂养婴儿，应注意补充铁。此外，牛乳中还有多种微量元素，如铜、锌、硒、碘等。

（5）维生素：牛奶中含有较多的维生素A（24 μg/100 g），但维生素B$_1$和维生素C的含量很少，每100 mL牛奶中分别为0.03 mg和1 mg。此外，牛奶中维生素的含量随季节的变化而变化。

2. 奶制品的营养价值

鲜奶经过加工可制成许多产品，主要包括炼乳、奶粉、调制奶粉、奶油和奶酪等。

（1）消毒牛奶：消毒牛奶是将新鲜生牛奶经过过滤、加热杀菌后分装出售的液态奶。消毒牛奶除维生素B$_1$和维生素C有损失外，营养价值与新鲜生牛奶相近。

（2）奶粉：将消毒后的牛奶经浓缩、喷雾干燥制成的粉状食品。根据食用要求和成分不同，奶粉又分为全脂奶粉、脱脂奶粉、调制奶粉。

全脂奶粉的营养素含量约为鲜奶的8倍。脱脂奶粉的脂肪含量仅为1.3%，并含较少的脂溶性维生素，其他营养成分变化不大，因此，脱脂奶粉适合于腹泻的婴儿及要求低脂膳食的患者食用。调制奶粉是以牛奶为基础，对牛奶的营养组成成分加以适当调整和改善而成，其营养素的含量、种类和比例接近母乳，更适合婴幼儿的生理特点和营养需要。

（3）酸奶：酸奶是一种发酵奶制品，以酸牛奶最为常见。奶经过乳酸菌发酵后，乳糖变成乳酸，蛋白质凝固，游离氨基酸和肽增加，脂肪不同程度地水解，形成独特的风味，营养价值更高。酸奶适合消化功能不良的婴幼儿、老年人食用，并能使乳糖不耐受症状减轻。

3. 老年人选择奶类的原则

（1）喝奶多的人群最好选用低脂奶：即使血脂正常的健康老年人，如果每天鲜牛奶的摄入量超过300 g或全脂牛奶粉超过40 g，超过部分也最好选择摄入低脂或脱脂奶。

（2）乳糖不耐受者要避免空腹饮奶：在我国可能有2/3的老年人有乳糖不耐受症状。牛奶中乳糖含量高，由于乳糖不耐受的老年人乳糖酶缺乏不能将牛奶中的乳糖完全分解，食用牛奶后就会引起腹痛、腹胀、腹泻、排气增多等不适症状。乳糖不耐受的老年人选用牛奶时应尽量避免空腹饮奶，每天少量、多次喝奶，也可换用酸奶、奶酪、加乳糖酶的奶制品。

（3）坚持选用多种奶或奶制品：老年人每天饮奶宜品种多样，可采用多种组合方式，例如鲜牛奶150～200 g和酸奶150 g，全脂牛奶粉25～30 g和酸奶150 g，鲜牛奶150～200 g和奶酪20 g。

（4）高血脂者需减少脂肪的摄入量：高脂血症是心血管疾病、糖尿病、痛风、肥胖等老年人易患慢性疾病的危险因素，喝低脂或脱脂牛奶可减少脂肪的摄入量，有利于这些疾病的预防。

（五）蛋类的营养价值

常见的蛋类有鸡蛋、鸭蛋、鹅蛋和鹌鹑蛋等。其中产量最大、食用最普遍、食品加工工业中使用最广泛的是鸡蛋。

1. 蛋的结构

各种禽蛋的结构都很相似，主要由蛋壳、蛋清、蛋黄三部分组成。以鸡蛋为例，每只蛋约为50 g，蛋壳质量占全部的11%，其主要成分是碳酸钙，其余为碳酸镁和蛋白质。蛋壳表面布满直径为15～65 μm的角质膜，在蛋的钝端角质膜分离成一气室。蛋壳颜色的深浅因鸡的品种而异，与蛋的营养价值无关。蛋清和蛋黄分别约占总可食部分的2/3和1/3。蛋清包括两部分，外层为中等黏度的稀蛋清，内层包围在蛋黄周围的为角质冻样的稠蛋清。蛋黄表面包有蛋黄膜，有两条韧带将蛋黄固定在蛋的中央。

2. 蛋类的营养价值

（1）蛋白质：蛋类蛋白质的含量一般都在10%以上。鸡蛋的蛋白质含量为12.8%，几乎能被人体完全吸收利用，是食物中最理想的优质蛋白质。在进行各种食物蛋白质的营养质量评价时，常以鸡蛋的蛋白质作为参考。

（2）脂肪：98%的脂肪集中在蛋黄内，蛋清中含脂肪极少，呈乳化状，分散成细小颗粒，易于消化吸收。蛋黄中的脂肪大部分为中性脂肪，占62%～65%，磷脂占30%～33%，胆固醇占4%～5%。中性脂肪的脂肪酸主要是油酸，约占50%，亚油酸约占10%。蛋类胆固醇含量极高，主要集中在蛋黄。

（3）碳水化合物：蛋类中的碳水化合物含量较少，蛋清中碳水化合物主要是甘露糖和半乳糖，而蛋黄中主要是葡萄糖，大部分以糖蛋白的形式存在。

（4）矿物质：蛋类的矿物质主要存在于蛋黄内，蛋清中含量极低。其中以磷、钙、钾、钠含量较多，如磷的含量为240 mg/100 g，钙的含量为112 mg/100 g。此外，还含有丰富的铁、镁、锌、硒等矿物质。蛋黄中的铁含量虽然较高，但由于是以非血红素铁形式存在，并与卵黄高磷蛋白结合，因此生物利用率不高，仅为3%左右。蛋中的矿物质含量受饲料影响较大。

（5）维生素：蛋类维生素的含量也较为丰富，且种类较为齐全，绝大部分的维生素都集中在蛋黄内。蛋类的维生素含量受到品种、季节和饲料的影响。

3. 加工烹调对蛋类营养价值的影响

一般烹调时温度不超过100 ℃，对蛋类营养价值影响很小。如维生素B_2在不同烹调方法的损失率分别为：荷包蛋13%、油炸蛋16%、炒蛋10%。煮蛋时蛋白质变得软且松散，容易消化吸收，利用率较高。

烹调过程中的加热不仅具有杀菌作用，而且具有提高蛋类消化吸收率的作用，这主要是因为生蛋清中存在的抗生物素和抗胰蛋白酶经加热后被破坏。

皮蛋制作过程中加入烧碱，产生一系列化学变化，使蛋清呈暗褐色透明体，蛋黄呈褐绿色。其营养价值方面，由于在烧碱的作用下，B族维生素被破坏，但维生素A和维生素D保存尚好。

4. 老年人选择蛋类的原则

蛋类营养丰富，是一种理想的天然补品。可是，在相当长的一段时间里，却有相当数量的人认为，蛋含胆固醇高，是造成高血压、动脉粥样硬化、冠心病、脑中风等疾病的元凶，特别是有的老年人，视蛋如炸弹，吓得不敢吃蛋。

胆固醇是人体生命活动的必需物质，主要靠肝脏合成，每天可提供1～1.2 g，占人体血液中胆固醇来源的85%，而来自蛋等食物中外源性胆固醇是次要来源。在正常情况下，内生胆固醇与外源性胆固醇互相制约，进行自我调节，摄入多了，肝脏合成就少；摄入少了，肝脏合成就多。

一只约50 g的鸡蛋含有胆固醇280 mg左右，食后，蛋中胆固醇由于消化吸收等原因不能完全被人体吸收利用，再加上血浆和组织间胆固醇的平衡过程，以及分解代谢和排泄等原因，每人每天吃一只鸡蛋对人体血液中胆固醇影响不会很大，而且蛋黄中还含有十分丰富的卵磷脂。卵磷脂是一种强乳化剂，能使胆固醇的脂肪颗粒变小，保持悬浮状态，有利于脂类透过血管壁被组织利用，从而使血液中胆固醇含量减少，降低血液黏稠度，避免胆固醇在血管中沉积。

美国科学家发现，过分强调降低胆固醇水平，人体胆固醇过低，容易诱发亚健康，导致很多致命性疾病。同时，胆固醇又是合成维生素的原料，如缺少胆固醇的人，骨骼不能正常发育，婴幼儿易罹患佝偻病。胆固醇也是合成胆汁酸的原料，如果胆汁酸合成不足，脂肪消化吸收就受阻，疾病丛生。所以，胆固醇是人体生命活动的必需物质，非常适合人体需要。

此外，蛋也是无机盐和维生素的良好来源，蛋中钙、磷、铁的含量比较丰富。所以说，蛋对维持老年人的身体健康有着极其重要的作用。当然，不能因为重要，吃得越多就越好，每人每天一只鸡蛋就可以满足人体需要了。

5. 适合老年人食用的几种常用蛋类

（1）鸭蛋：味甘，性微寒，含蛋白质、脂肪、糖类、维生素A、维生素B_1、维生素B_2、尼克酸、钙、磷、铁、镁、钾等。鸭蛋具有滋阴清肺的作用，对咳嗽、喉痛、齿痛、腹泻、呃逆、哮喘等均有疗效。鸭蛋蛋白质含量不及鸡蛋，碳水化合物和铁的含量则相对较高，较适合老年人食用。

（2）鹅蛋：是日常食用蛋类中体积和质量均较大的一种蛋，营养成分也较丰富，但质地较粗糙，草腥味较重，不及鸡蛋和鸭蛋美味。

（3）鸽蛋：性平，味甘咸，可助阳提神，解疮毒，治疗阳痿、营养不良。其脂肪含量较低，适合高脂血症患者食用。蛋白质、脂肪含量与鸡蛋相当，尤为突出的是，它的维生素B_2含量是鸡蛋的2.5倍。

（4）鹌鹑蛋：性平，味甘，为禽蛋中珍品，含有蛋白质、胆碱、抗过敏蛋白、维生素等多种营养成分，卵磷脂含量比鸡蛋高3～4倍。其功效与鹌鹑肉相似，有营养滋补、调节神经、增强机体免疫力等作用，是老少皆宜的佳品。

（5）糟蛋：是将蛋浸在酒糟中制成的蛋类制品。蛋在糟渍过程中，所产生的醇类可使蛋黄和蛋清凝固变性，并带微甜。又因产生醇类的同时也产生醋酸，可使蛋壳软化，蛋壳中的钙质就不断地渗透到蛋内，故糟蛋的含钙量特别高，超过鲜蛋的40倍，是老年人补钙佳品。

（六）蔬菜、水果的营养价值

1. 蔬菜的营养价值

（1）碳水化合物：由于大部分蔬菜含水分较多，因此产生的能量相对较低。碳水化合物含量一般为4%左右，根茎类蔬菜可达20%以上。蔬菜所含碳水化合物包括单糖、双糖和淀粉以及不能被人体消化吸收的膳食纤维，且因其种类和品种的不同差别较大。

（2）蛋白质：大部分蔬菜蛋白质含量很低，一般仅为1%～2%。

（3）脂肪：蔬菜脂肪含量极低，大多数蔬菜的脂肪含量均不超过1%。

（4）矿物质：蔬菜中含有丰富的矿物质，如钙、磷、铁、钾、钠、镁、铜等，是我国居民膳食中矿物质的重要来源，对维持机体酸碱平衡起重要作用。但由于蔬菜中普遍存在着草酸，草酸会影响人体对钙和铁的吸收。因此在选择蔬菜时，不能只考虑其钙和铁的绝对含量，还应注意其草酸的含量。草酸是一种有机酸，能溶于水，故食用含草酸多的蔬菜时，可先在开水中烫一下来去除部分草酸，以利于钙和铁的吸收。

（5）维生素：新鲜的蔬菜是维生素C、胡萝卜素、维生素B_2和叶酸等的重要来源。

（6）蔬菜的营养保健作用：蔬菜中还含有一些酶类、杀菌物质和具有特殊功能的生理活性成分。如萝卜中含有淀粉酶，生食时有助于消化；大蒜中含有植物杀菌素和含硫化合物，具有抗菌消炎、降低血清胆固醇的作用；洋葱、甘蓝、西红柿等含有的类黄酮物质为天然抗氧化剂，除具有清除自由基、抗衰老、抗肿瘤、保护心脑血管等作用外，还可保护维生素C、维生素A、维生素E等不被氧化破坏；南瓜、苦瓜已被证实有明显的降低血糖的作用。

2. 水果的营养价值特点

新鲜水果含水分多，营养素含量相对较低，蛋白质、脂肪含量均不超过1%。新鲜水果的营养价值与新鲜蔬菜相似，是人体矿物质、膳食纤维和维生素的重要来源之一。

（1）碳水化合物：水果中所含的碳水化合物一般在6%～28%，主要是果糖、葡萄糖和蔗糖，同时还富含纤维素、半纤维素和果胶。

（2）矿物质：水果和蔬菜一样含有人体所需的各种矿物质。

（3）维生素：新鲜水果中含维生素C和胡萝卜素较多，但维生素B_1和维生素B_2含量不高。鲜枣、草莓、柑橘、猕猴桃的维生素C含量较多，杧果、柑橘、杏等含胡萝卜素较多。

（4）水果的营养保健作用：许多水果含有各种芳香物质、有机酸和色素。此外，水果中还含有一些生物活性物质，如类黄酮物质、白藜芦醇等，具有抗氧化、抗炎、抗衰老、抗肿瘤、免疫调节、降低血脂、保护心脑血管等作用。

3. 蔬菜和水果类加工烹调过程中营养素的损失

（1）蔬菜、水果类加工：蔬菜、水果经加工可制成罐头食品、果脯、菜干等，加工过程中受损失的主要是维生素和矿物质，特别是维生素C。

（2）蔬菜、水果类烹调：在烹调中应注意水溶性维生素及矿物质的损失和破坏，特别是维生素C。水果大多数以生食为主，一般不受烹调加热的影响。但在烹调成某些菜肴时，如苹果拔丝、香蕉拔丝、鸭梨肉丸汤等，维生素会有不同程度的损失。

烹调对蔬菜的维生素影响与烹调过程中洗涤方式、切碎程度、用水量、pH、加热温度及时间有关。如蔬菜煮5～10分钟，维生素C损失可达70%～90%。使用合理的加工烹调方法，即先洗后切、急火快炒、现做现吃是保存蔬菜中维生素的有效措施。

4. 老年人选择蔬菜的原则

（1）吃多种蔬菜：保证每餐要有1～2种蔬菜，一周内吃到尽可能多类的蔬菜。不同颜色的蔬菜要经常轮换，烹调时间要短，少用油盐。

（2）吃深色蔬菜：深绿色、深红色、橘红色、紫红色蔬菜微量营养素含量高，且富含胡萝卜素等，不仅可促进食欲，还有清除氧自由基、抗氧化损伤、抗肿瘤等作用。

（3）吃十字花科和葱蒜属类蔬菜：十字花科蔬菜含有植物活性物质异硫氰酸酯，葱蒜属类（葱、蒜、韭菜、洋葱等）有含硫化合物及重要的抑癌成分。十字花科蔬菜有白菜类，如小白菜、菜心、大白菜、紫菜薹等；甘蓝类，如椰菜、椰菜花、芥蓝、青花菜、球茎甘蓝等；芥菜类，如叶芥菜、茎芥菜（头菜）、根芥菜（大头菜）、榨菜等。

（4）吃菌藻类食物：木耳、香菇、蘑菇、银耳、紫菜等菌藻类食物富含植物多糖，它们具有抗氧化、抑制肿瘤的作用，在海产菌藻类（如紫菜、海带）中还富含碘。

（5）吃全蔬菜：不同部位的蔬菜营养价值相差很大。同一蔬菜中，叶部的胡萝卜素、维生素B_2和维生素C含量比根茎部高出数倍甚至10倍以上；蔬菜外部的膳食纤维含量高于菜心。不要扔掉莴笋叶、芹菜叶、萝卜缨、茄子皮、土豆皮、藕皮等。

（6）尽量食用新鲜蔬菜：蔬菜尽可能趁新鲜食用，现做现食，保存时间不要过长。如果一定要保存，就冷藏起来，避免因储存时间过久造成营养物质丢失。另外，如蔬菜储存过久可能产生亚硝酸盐，发芽土豆产生龙葵素等有害物质。

（7）少吃腌制蔬菜：蔬菜在腌制过程中不仅营养成分会有流失，而且在某种条件下可能产生大量的亚硝酸盐，少吃腌制蔬菜可减少钠和亚硝酸盐的摄入量。

（8）采用适宜的烹调方式：蔬菜应先洗后切、急火快炒、开汤下菜、炒好即食。对牙齿不好的老年人，可将蔬菜切碎捣烂，制成蔬菜浆或蔬菜泥。

5. 老年人选择水果的原则

（1）数量：每天选择2～3种不同品种的水果200～400 g，注意选择深红色、深黄色水果，如鲜枣、柑橘、柿子、杏、山楂、杧果、草莓等，还可适当选择野果，如猕猴桃、刺梨、沙棘、黑加仑等，这些水果富含胡萝卜素、维生素C、叶酸等维生素。但老年人不宜一次进食大量水果，以避免引起血糖升高和胃肠道不适，可采用"少量多次"的吃法。

（2）选择新鲜成熟的水果：它们所含的营养成分一般比未成熟水果高，比放置过久的水果更安全。

（3）食用方式：牙齿不好的老年人吃水果时，可切成薄块，一口一块便于食用，也可捣碎制成水果泥或水果汁；消化不好者可将水果煮熟食用。

（4）食用时间：吃水果的时间视个人习惯、是否方便、吃后感觉舒服等情况而定。餐前吃水果有利于控制进食总量，避免能量摄入过多，保持健康体重，也可选在餐后和两餐之间食用；有些水果不宜空腹食用，例如柿子，因其含的鞣酸及柿胶酚，遇胃酸即凝固成块，形成"柿石"，易导致胃结石。

（5）不要吃腐烂霉变的水果：应选择表皮色泽光亮、新鲜、有香味的水果。若水果略有破损，应去除破损处及其周围超过3～4 cm的部分，腐烂的水果不能吃。

6. 适合老年人食用的几种常见果蔬类食物

（1）葡萄：1997年，美国威斯康新大学研究人员发现，每天喝一小杯（150 mL）紫葡萄汁可降低血小板的凝集力，类似药物阿司匹林的溶栓、抗凝血和溶纤维的作用，尤其是葡萄皮中所含的类黄酮物质，对预防心脑血管病有一定作用。

（2）柠檬：柠檬中柠檬酸与钙离子结合成可溶性化合物，能缓解钙离子促进血液凝固的作用，防治高血压和心肌梗死。

（3）凤梨：凤梨中含有凤梨蛋白，不仅能使血凝块消退，还可及早制止血凝块形成，降低血液黏度，具有抗血栓作用。

（4）葡萄柚：动物实验表明，葡萄柚中的柠檬醛能显著降低小鼠整体耗氧量，也能改善动物心肌缺血性心电图；柠檬醛还能抑制血小板聚集。

（5）橄榄：橄榄油中所富含的油酸可降低血中总胆固醇、坏胆固醇含量，增加好胆固醇含量，进而达到预防心血管疾病的目的。另外，其中的聚酚类化合物还可降低冠心病的发生率。

（6）山楂：山楂中的黄酮类能扩张外周血管，具有缓慢而持久的降压作用。

（7）大白菜：大白菜中的丰富维生素C能降低人体胆固醇浓度，增强血管弹性，常吃可预防动脉粥样硬化等心血管疾病。

（8）芹菜：芹菜中的芹菜素有一定的扩张末梢血管作用，从而有降压功效。

（9）韭菜：韭菜含钾丰富，常吃韭菜可改善体内的钾钠平衡，对高血压、心脏病患者有益。

（10）洋葱：洋葱含有二烯丙基二硫化物、硫氨基酸及半胱氨酸，具良好的降脂作用。洋葱是目前所知极少数含有前列腺素A的蔬菜，是较强血管扩张剂，能降低外周血管阻力与血液黏稠度，降低血压。

（11）山药：山药中的多巴胺具有扩张血管、改善血液循环的功能。

（12）西红柿：西红柿中维生素P含量较高，可降低毛细血管的通透性，防止血管硬化。

（13）茄子：茄子含有维生素P，有软化血管、增强血管弹性、降低毛细血管通透性、防止毛细血管破裂的作用。

（14）白花椰菜：白花椰菜中含有丰富的钾，在心脏活动中具有重要作用，另外还有助于预防高血压。

（15）香菇：香菇中有腺嘌呤、胆碱及一些核酸类物质，有利于预防动脉硬化和心血管病。

（七）食用油脂的营养价值

1. 食用油脂

食用油脂包括植物油（如豆油、花生油、菜籽油、芝麻油、玉米油等）和动物油（如猪油、牛油、羊油、鱼油等）。

植物油脂肪含量通常在99%以上，含不饱和脂肪酸丰富，呈液态，消化吸收率高。同时还含有丰富的维生素E及少量的钾、钠、钙和微量元素。

动物油脂肪含量在未提炼前一般为90%左右，提炼后也可高达到99%以上，多以饱和脂肪酸为主，呈固态，消化吸收率不如植物油高。还含有少量维生素A、维生素E，含量不如植物油高，其他成分与植物油相似。

植物油是人体必需脂肪酸的重要来源，在膳食中不应低于总脂肪来源的50%。而动物油长期食用可引起血脂升高，增加心脑血管疾病的危险性，高血脂患者要控制食用。

植物油因含有较多的不饱和脂肪酸，易发生酸败，产生一些对人体有害的物质，因此不宜长时间储存。动物油储存时间也不宜过长，0 ℃时保存2个月左右，−2 ℃时保存10个月左右。

2. 老年人选择食用油脂的原则

限制油脂摄取量，即老年人摄取油脂要以植物油为主，避免肥肉、动物油脂（猪油、牛油等），而且也要少用油炸的方式烹调食物。另外，甜点糕饼类的油脂含量也很高，老年人应尽量少吃这一类的高脂肪零食。最好多食用富含不饱和脂肪酸（如玉米油、葵花籽油）和单不饱和脂肪酸（如橄榄油、花生油）含量高的油脂，且应轮换着吃，这样才能更好地均衡摄取各种脂肪酸。

3. 适合老年人食用的几种常见食用油脂

（1）大豆油：大豆油的色泽较深，有特殊的豆腥味，热稳定性较差，加热时会产生较多的泡沫。大豆油含有较多的亚麻油酸，较易氧化变质并产生"豆臭味"。从食用品质看，大豆油不如芝麻油、葵花籽油、花生油。从营养价值看，大豆油中含棕榈酸7%～10%，硬脂酸2%～5%，花生酸1%～3%，油酸22%～30%，亚油酸50%～60%，亚麻油酸5%～9%。大豆油的脂肪酸构成较好，含有丰富的亚油酸，有显著的降低血清胆固醇含量、预防心血管疾病的功效。大豆油中还含有大量的维生素E、维生素D以及丰富的卵磷脂，对人体健康均非常有益。

（2）花生油：花生油淡黄透明，色泽清亮，气味芬芳，味道可口，是一种比较容易消化的食用油。花生油含不饱和脂肪酸80%以上。另外还含有软脂酸、硬脂酸和花生酸等饱和脂肪酸。花生油易于被人体消化吸收。据国外资料介绍，食用花生油，可使人体内胆固醇分解为胆汁酸并排出体外，从而降低血浆中胆固醇的含量。另外，花生油中还含有甾醇、麦胚酚、磷脂、维生素E、胆碱等对人体有益的物质。经常食用花生油，可以防止皮肤皲裂老化，保护血管壁，防止血栓形成，有助于预防动脉硬化和冠心病。花生油中的胆碱还可改善人脑的记忆力，延缓脑功能衰退。

（3）芝麻油：芝麻油有普通芝麻油和小磨香油，它们都是以芝麻为原料制取的油品。从芝麻中提取出的油脂，无论是芝麻油还是小磨香油，大体含油酸35.0%～49.4%、亚油酸37.7%～48.4%、花生酸0.4%～1.2%。芝麻油的消化吸收率达98%。芝麻油中不含对人体有害的成分，而含有特别丰富的维生素E和比较丰富的亚油酸。经常食用芝麻油可调节毛细血管的渗透作用，加强人体组织对氧的吸收能力，改善血液循环，促进性腺发育，延缓衰老，保持青春。所以芝麻油是食用品质好、营养价值高的优良食用油。

（4）菜籽油：菜籽油一般呈深黄色或棕色。从营养价值方面看，人体对菜籽油消化吸收率可高达99%，在肝脏处于病理状态下，菜籽油也能被人体正常代谢。不过菜籽油的营养价值比一般植物油低。另外，菜籽油中含有大量芥酸和芥子甙等物质，一般认为这些物质对人体的生长发育不利。如能在食用时与富含有亚油酸的优良食用油配合食用，其营养价值将有所提高。

（5）亚麻籽油：亚麻籽油又被称为胡麻油。亚麻油中含饱和脂肪酸9%～11%，油酸13%～29%，亚油酸15%～30%，亚麻油酸44%～61%。亚麻籽油有一种特殊的气味，食用品质不如花生油、芝麻油及葵花籽油。另外，由于含有过高的亚麻油酸，储藏稳定性和热稳定性均较差，其营养价值也比以亚油酸、油酸为主的食用油低。

（6）葵花籽油：精炼后的葵花籽油呈清亮的淡黄色或青黄色，其气味芬芳，口味纯正。寒冷地区生产的葵花籽油含油酸15%左右，亚油酸70%左右；温暖地区生产的葵花籽油含油酸65%左右、亚油酸20%左右。葵花籽油的人体消化率为96.5%，它含有丰富的亚油酸，有显著降低胆固醇、防止血管硬化和预防冠心病的作用。另外，葵花籽油中生理活性最强的维生素E的含量比一般植物油高，而且亚油酸含量与维生素E含量的比例比较均衡，便于人体吸收利用。所以，葵花籽油是营养价值很高、有益于人体健康的优良食用油。

二、中国居民膳食指南（老年版）

（一）中国老年人膳食指南（2016版）

膳食指南也被称为膳食指导方针或膳食目标，是根据营养学原则，结合国情，教育人们采用平衡膳食，以达到合理营养、促进健康为目的的指导性意见。

2016年第3版中国居民膳食指南的内容包括以下6条：

（1）食物多样，谷类为主。

（2）吃动平衡，健康体重。

（3）多吃蔬果、奶类、大豆。

（4）适量吃鱼、禽、蛋、瘦肉。

（5）少盐少油，控糖限酒。

（6）杜绝浪费，兴新食尚。

人体衰老是不可逆转的发展过程。随着年龄的增加，老年人器官功能逐渐衰退，容易发生代谢紊乱，导致营养缺乏病和慢性非传染性疾病的危险性增加。合理饮食是身体健康的物质基础，对改善老年人的营养状况、增强抵抗力、预防疾病、延年益寿、提高生活质量具有重要作用。针对我国老年人生理特点和营养需求，在一般人群膳食指南6条的基础上补充以下4条内容。

1. 少量多餐，预防营养缺乏

不少老年人牙齿缺损，消化液分泌减少，胃肠蠕动减弱，更容易出现食欲下降和早饱现象，从而导致食物摄入量不足和营养缺乏，因此，老年人选择的膳食更需要相对精准，不宜随意化。进餐次数可采用三餐两点制或三餐三点制，每次正餐提供的能量占全天总能量的20%～25%，每次加餐的能量占5%～10%，且宜定时定量用餐。

1）常吃粗粮对于老年人的益处如下：

（1）粗粮含有丰富的B族维生素和矿物质：B族维生素主要集中在谷粒的外层，比较而言，粗粮的加工一般不追求精细，所以B族维生素的含量比细粮高。此外，粗粮中的钾、钙及植物化学物质的含量也比较丰富。

（2）粗粮中膳食纤维含量高：粗粮中富含的膳食纤维可使机体摄入的能量减少，有利于控制体重，防止肥胖。

（3）调节血糖：粗粮或全谷类食物血糖指数较低，可延缓糖的吸收，有助于改善糖耐量及糖尿病患者的血糖控制。

（4）防治心血管疾病：粗粮中含丰富的可溶膳食纤维，可减少肠道对胆固醇的吸收，促进胆汁的排泄，降低血胆固醇水平，降低发生心血管疾病的危险性。

2）老年人每天摄入粗粮的量：老年人容易发生便秘，适当多吃粗粮有益于健康，建议老年人每天最好能吃100 g的粗粮或全谷类食物。同时老年人要注意食物的烹调方法，以蒸、煮、炖、炒为主，避免油腻、腌制、煎、炸、烤的食物。

3）使老年人的食物松软而易于消化的常用加工方法：在适合老年人咀嚼功能前提下，要兼顾食物的色、香、味、形。要注意烹调的方法，以蒸、煮、炖、炒为主，避免油腻、腌制、煎、炸、烤的食物。宜选用的食物：柔软的米面及其制品，如面包、馒头、麦片、花卷、稠粥、面条、馄饨，细软的蔬菜、水果、豆制品、鸡蛋、牛奶等，适量的鱼虾、瘦肉、禽类。

4）老年人常因生理机能减退以及食物摄入不足等缘故，出现某些矿物质和维生素的缺乏，引发钙、维生素D、维生素A、维生素C缺乏以及贫血、体重过低等问题，这些问题可通过合理营养加以纠正。

（1）在日常膳食中，合理利用营养强化食品或营养素补充剂来弥补食物摄入的不足。

（2）对于有吞咽障碍和80岁以上的老人，可选择软食，进食过程中要细嚼慢咽，预防呛咳和误吸。

（3）出现贫血，钙和维生素D、维生素A、维生素C等营养缺乏的老年人，在营养师和医生的指导下，选择适合自己的营养强化食品或营养素补充剂。

（4）少饮酒和浓茶，避免影响营养素的吸收。

（5）服用药物时，要注意相应营养素的补充。

2. 主动足量饮水，积极进行户外活动

饮水不足可对老年人的健康造成明显影响，而老年人对缺水的耐受性下降，因此要主动足量饮水，养成定时和主动饮水的习惯。

正确的饮水方法是少量多次、主动饮水，每次50～100 mL，如清晨喝一杯温开水，睡前1～2小时喝一杯水，运动前后也需要喝点水，不应在感到口渴时才喝水。

老年人每天的饮水量应不低于1200 mL，以1500～1700 mL为宜。

饮水首选温热的白开水，根据个人情况，也可选择饮用矿泉水、淡茶水。

随着年龄的增加，老年人的各器官功能逐渐衰退，多做户外活动，可以延缓老年人体力、智力和各器官功能的衰退，同时户外活动有利于体内维生素D的合成，预防或推迟骨质疏松的发生。

1）老年人适当多做户外活动能延缓机体功能衰退：随着年龄增加，老年人骨骼、肌肉、消化、呼吸、心血管、中枢神经等各系统功能逐渐衰退。如果天天运动，并注意多做户外活动，则可延缓老年人体力、智力和各器官功能的衰退，这是因为：

（1）运动可以使心肌收缩加强，血液循环得到改善，肺活量扩大，血液含氧量增加，使全身各组织细胞得到充足的氧气；有利于促进食欲，保持大便通畅，防止便秘；能改善神经系统功能，减少紧张和忧虑，有利于睡眠；能改善肌肉和关节的血液循环，减少骨骼脱钙，延缓骨质疏松、关节增生和退变。

（2）户外活动，空气新鲜，接受紫外光照射，有利于体内维生素D合成，预防或推迟骨质疏松的发生。

2）适合老年人的户外活动：根据老年人的生理特点，老年人适合耐力性项目，可选择步行、慢跑和体操等耐力性项目。运动量应根据自己的健康状况而定。锻炼前可做几分钟的准备活动，循序渐进，慢慢增加运动量，不要急于求成，活动的环境应选择在空气清新、场地宽敞、锻炼气氛好的场所进行。

3）老年人运动的四项原则：

（1）安全：由于老年人体力和协调功能衰退，视、听功能减弱，对外界的适应能力下降，故参与运动时首先要考虑安全，避免有危险性的项目和动作，运动强度、幅度不能太大，动作要简单、舒缓。

（2）全面：尽量选择多种运动项目相结合或能活动全身的项目，使全身各关节、肌肉群和身体多个部位得到锻炼。注意上下肢协调运动，身体左右侧对称运动。

（3）自然：老年人运动方式应自然、简便，不宜做负重憋气、过分用力、头部旋转摇晃的运动，尤其是有动脉硬化和高血压的老年人更应避免。憋气时因胸腔的压力增高，回心血量和脑供血减少，易头晕目眩，甚至昏厥；憋气完毕，回心血量骤然增加，血压升高，易发生脑血管意外。头部旋转摇晃可能会使血液过多流向头部，当恢复正常体位、血液快速流向躯干和下肢时，会造成脑部缺血，出现两眼发黑、站立不稳等情况，容易摔倒。

（4）适度：老年人应该根据自己的生理特点和健康状况选择适当的运动强度、时间和频率。最好坚持每天锻炼，或至少每周锻炼3～5次。每天户外活动时间至少半小时，最好1小时。老年人进行健康锻炼一定要量力而行，运动强度以轻微出汗、自我感觉舒适为度。世界卫生组织推荐的最适宜锻炼时间是9:00～10:00或16:00～18:00。

4）老年人运动注意事项：

（1）做全面身体检查：通过检查可了解自己的健康状况，做到心中有数，为合理选择运动项目和适宜的运动量提供依据。

（2）了解运动前后的脉搏：测量早晨起床时的基础脉搏以及运动前后的脉搏变化，进行自我监测，必要时可测量血压。

（3）锻炼要循序渐进：每次运动前要做几分钟准备活动，缓慢开始，运动量要由小到大，逐渐增加。以前没有运动习惯的老年人，开始几天可能会出现不适，表现为疲劳、肌肉酸疼、食欲稍差，甚至睡眠不好等，此时应减少运动量，降低运动强度。经过一段时间适应后再慢慢地增加运动量，不要急于求成。

（4）活动环境要好：要尽量选择空气清新、场地宽敞、设施齐全、锻炼气氛好的场所进行锻炼。

3. 延缓肌肉衰减，维持适宜体重

1）吃动结合，延缓肌肉衰减。

肌肉是身体的重要组成部分，延缓肌肉衰减对维持老年人自理能力、活动能力和健康状况极为重要。延缓肌肉衰减的有效方法是吃动结合，即一方面要增加摄入富含优质蛋白质的食物，另一面要进行有氧运动和适当的抗阻运动。

（1）常吃富含优质蛋白的动物性食物，尤其是红肉、鱼类、乳类及大豆制品。

（2）多吃富含不饱和脂肪酸的海产品，如海鱼和海藻等。

（3）注意蔬菜水果等含抗氧化营养素食物的摄取。

（4）增加户外活动时间，多晒太阳，适当增加摄入维生素D含量较高的食物，如动物肝脏、蛋黄等。

（5）适当增加日常活动量，减少静坐或卧床。如条件许可，还可以进行拉弹力绳、举沙袋、举哑铃等抗阻运动20～30分钟，每周3次以上。进行活动时应注意量力而行，动作舒缓，避免碰伤、跌倒等事件发生。

2）保证每天足量的优质蛋白质的摄入。

（1）吃足量的肉。鱼、虾、禽肉、猪牛羊肉等动物性食物都含有消化吸收率高的优质蛋白以及多种微量营养素。

（2）天天喝奶。多喝低脂奶及其制品；有高脂血症和超重肥胖倾向者应选择低脂奶、脱脂奶及其制品；乳糖不耐受的老年人可以考虑饮用低乳糖奶、舒化奶或酸奶。

（3）每天吃大豆及其制品。老年人每天应该吃30～50 g大豆及其制品。

3）保持适宜的体重。

老年人胖瘦要适当，体重过高或过低都会影响健康，所以不应过度苛求减重，"千金难买老来瘦"的传统观点必须要纠正。体重是否适宜，可根据自己的BMI来衡量。

老年人应经常监测体重变化，使体重保持在一个适宜的稳定水平。如果没有主动采取减重措施，与自身一段时间内的正常体重相比，体重在30天内降低5%以上，或6个月内降低10%以上，则应该引起高度注意，应到医院进行必要的体格检查。

4. 摄入充足食物，鼓励陪伴进餐

老年人每天应至少摄入12种食物。采用多种方法增加食欲和进食量，吃好三餐。早餐宜有1～2种以上主食、1个鸡蛋、1杯奶，另有蔬菜或水果。中餐、晚餐宜有2种以上主食，1～2个荤菜、1～2种蔬菜、1个豆制品。饭菜应少盐、少油、少糖、少辛辣，温度适宜。

合理安排老年人的饮食，使老人保持健康的进食心态和愉快的进食过程。

良好的沟通与交往是促进老年人心理健康、增进食欲、改善营养状况的良方。老年人应积极主动参与家庭和社会活动，主动参与烹饪，常与家人一起进餐，这可促进消化液的分泌，增进食欲。独居老年人可去集体用餐点或多与亲朋一起用餐和活动，以便摄入更丰富的食物。对于生活自理有困难的老年人，家人应多陪伴，采用辅助用餐、送餐上门等方法，保障食物摄入和营养状况。社会和家人也应对老年人更加关心照顾，陪伴交流，注意老人的饮食和体重变化，及时发现和预防疾病的发生和发展。

（二）中国老年人膳食宝塔（2016版）

中国老年人平衡膳食宝塔是在中国居民平衡膳食室塔（2016版）的基础上修订的，它结合老年人的生理特点，把"老年人膳食指南"的原则转换成各类食物的质量，以便于老年人在日常生活中参照执行。

1. 老年人膳食宝塔的结构

膳食宝塔共分5层：谷类食物位居底层，老年人平均每天吃250～400 g，其中全谷类和杂豆50～150 g、薯类50～100 g。蔬菜和水果居第2层，每天应吃300～500 g蔬菜和200～400 g水果。鱼、禽、肉、蛋等动物性食物位于第3

层，每天应该吃150 g左右（其中鱼虾、禽类75～100 g、畜肉40～75 g、蛋类25～50 g）。奶类和豆类食物居第4层，每天应吃相当于液态奶300 g的奶类及奶制品，以及大豆类及坚果25～35 g。第5层塔顶是烹调油和食盐，每天食用烹调油20～25 g，食盐不超过6 g。膳食宝塔特别强调，老年人每天至少喝1500～1700 mL水。

膳食宝塔没有建议食糖摄入量，这是因为老年人糖耐量降低，胰岛素分泌减少，血糖调节功能下降，易发生高血糖和糖尿病，故不宜多食糖。老年人水分的摄取较年轻人更重要，可以从多方面来补充水分，其中包括饮食中的牛奶、稀饭、各类菜汤、洁净天然水和多汁的水果和瓜类、淡茶水等。要主动、少量、多次饮水，不要等到口渴时再喝水。

运动是健康的基石。老年人每天应进行适量的身体活动。

2. 老年人膳食宝塔建议的食物量

老年人膳食宝塔建议的各类食物质量是一类食物总量。如每天400 g蔬菜可选择100 g菠菜、50 g胡萝卜、100 g西红柿和150 g圆白菜，也可选择100 g大白菜、150 g韭菜和150 g黄瓜。

（1）第1层：谷类、薯类及杂豆。

谷类包括小麦面粉、大米、小米、荞麦、燕麦、玉米、高粱等及其制品。薯类包括红薯、马铃薯等，可替代部分粮食。杂豆包括大豆以外的其他干豆类，如红豆、绿豆、芸豆等。建议老年人每天的谷类食物应达到250～400 g，建议量是以原料的生重计算。另外谷类食物选择应重视多样化、粗细搭配，适量选择一些全谷类制品、杂粮、杂豆及薯类，其中粗粮50～100 g，薯类50～100 g。例如早餐可以食用杂豆粥、杂粮馒头、花卷等，中午可以选用米饭和面条，晚餐可以选用能量较低的土豆、红薯、杂豆等作为一部分主食。在食用粗粮时，应注意粗粮细作，以适应老年人的消化功能。

（2）第2层：蔬菜和水果。

蔬菜包括嫩茎、叶、花菜类、根菜类、鲜豆类、茄果、瓜菜类、葱蒜类及菌藻类。深色蔬菜是指深绿色、深红色、橘红色、紫红色等颜色深的蔬菜，一般含矿物质、维生素、膳食纤维等比较丰富。建议老年人每天摄入300～500 g新鲜蔬菜，其中深色蔬菜最好占一半以上。

水果里含有的矿物质、维生素、膳食纤维等比较多，例如多糖、抗氧化物等。建议老年人平均每天吃2～3种新鲜水果，总量达200～400 g。蔬菜和水果各有优势，不能完全相互替代。

（3）第3层：肉、禽、鱼、蛋。

肉、禽、鱼、蛋均属于动物性食物，是老年人优质蛋白、脂类、脂溶性维生素、B族维生素和矿物质的良好来源，也是老年人平衡膳食的重要组成部分。红肉包括猪、牛、羊、马、驴等家畜的肉、内脏及其制品。畜肉含脂肪较高，应尽量选择瘦肉。动物内脏因胆固醇含量较高，老年人不宜过多食用。白肉一般指禽类及水产品类食物，宜将鱼肉、禽肉作为老年人的首选肉品，因为它们的脂肪含量低，肌纤维短、细、软，更易消化吸收。有条件的老年人可以多选择一些海鱼和虾，以增加优质蛋白的摄取。每周也可适量食用一次全血制品（如鸭血等），它含一定量铁元素。

蛋类的营养价值较高，蛋黄虽含胆固醇，但其丰富的维生素与卵磷脂却是老年人不可缺少的营养。大多数老年人一天可吃一个鸡蛋，胆固醇异常者每周可吃3～4个鸡蛋。老年人最好吃煮鸡蛋，少吃油煎鸡蛋，应尽量不吃或少吃咸蛋和松花蛋。

（4）第4层：奶类、豆类及其制品。

奶类是老年人优质蛋白质、钙等的重要来源。奶制品包括奶粉、酸奶、奶酪等，但不包括奶油。建议每人每天饮300 g鲜牛奶或相当量的奶制品，对于高血脂和有超重倾向者，应选择低脂奶、脱脂奶及其制品。

大豆包括黄豆、黑豆、青豆等，其常见的制品包括豆腐、豆浆、豆腐干及千张等，可提供优质蛋白质、钙、多不饱和脂肪酸、磷脂等。坚果则是蛋白质、不饱和脂肪酸、维生素E等的良好来源，包括花生、瓜子、核桃、杏仁、榛子等。老年人每天都应该进食一次豆制品，推荐每天摄入25～35 g大豆类及坚果。有条件的居民可吃5～10 g坚果仁替代相应量的大豆。豆浆是一种很好的食品，但其含钙量只相当于牛奶的1/10，所以用豆浆来替代牛奶补钙是不妥当的。

（5）第5层：烹调油和食盐。

烹调油包括各种烹调用的动物油和植物油。植物油包括花生油、大豆油、菜籽油、山茶油、葵花籽油、橄榄油、玉米胚芽油、芝麻油、调和油等；动物油包括猪油、牛油、黄油等。老年人每天烹调油的建议摄入量为20～25 g，血脂异常、肥胖或者有肥胖家族史的老年人每天用油量要降到20 g左右。在烹调时少用油炸、油煎、爆炒，多选用蒸、煮、炖、清烩、拌等。建议几种油交替搭配食用，尽量选用多种植物油。

老年人一天食盐（包括酱油和其他食物中的食盐）的摄入量建议不超过6 g。一般20 mL酱油中含3 g食盐，10 g黄酱中含1.5 g盐，10 g腌芥菜头含1.9 g盐，10 g酱萝卜含1.8 g盐，10 g榨菜含1.1 g盐，10 g腌雪里蕻含0.85 g盐，100 g香肠或火腿含4 g盐。老年人应尽量减少摄入含钠较高的调味品，如酱油、黄酱、甜面酱、辣椒酱、味精、鸡精、虾酱、鱼露、蚝油等，以及含盐较高的食品，如酱菜、泡菜、腌菜、酱豆腐（豆腐乳）、韭菜花、腊肉、咸鱼、火腿等，偶尔摄入时，应减少食盐用量。可用各种酸味或醋来降低用盐量，烹饪时不宜过多加糖。

3. 保证各层食物种类

老年人应按照食物多样、同类互换的原则来调配一日三餐。所谓同类互换是以粮换粮、以豆换豆、以肉换肉，还包含同种食物用不同烹饪方法。每一类食物的品种应每天有所更新，每天进食膳食宝塔每层中的各类食物，每天摄入食物品种宜保持在15～20种，要提倡吃得杂一些、广一些，菜肴避免单一品种。不同颜色的食物对人体的作用也不一样，每天食谱中应注意合理搭配各种颜色的食物。长期食用种类齐全、丰富多彩的平衡膳食，能促进老年人身体健康，预防慢性病的发生。

4. 老年膳食"十个拳头原则"

为了让老年人容易记住平衡膳食的原则，我们将其简单地概括为"十个拳头原则"，即肉、粮、奶和豆、蔬菜、水果比例为1：2：2：5（以质量比计）。建议老年人经常根据自己拳头的大小来粗略估计每天各类食物的进食量（指生食量）：

（1）不超过：一个拳头大小的肉类（包括鱼、禽、蛋、肉）。

（2）相当于：两个拳头大小的谷类（各种主食，包括粗粮、杂豆和薯类）。

（3）要保证：两个拳头大小的奶、豆制品（各种奶制品、豆制品）。

（4）不少于：五个拳头大小的蔬菜、水果。

（三）老年人的营养膳食原则

（1）平衡膳食维持能量摄入与消耗的平衡，饮食饥饱适中，保持理想体重，防止肥胖。

（2）控制脂肪摄入，脂肪产能占总能量的20%～30%。

（3）蛋白质要以优质蛋白质为主，荤素合理搭配，提倡多吃奶类、豆类和鱼类。

（4）碳水化合物以淀粉为主，重视膳食纤维和多糖类物质的摄入。

（5）保证充足的新鲜蔬菜和水果摄入，补充老年人机体所需的抗氧化营养素（β-胡萝卜素、维生素E、维生素C和硒等），每天摄入新鲜蔬菜300～500 g和水果200～400 g。

（6）重视钙、铁、锌等的补充。

（7）食物要粗细搭配、易于消化，烹调要注意色香味、柔软，不吃油炸、烟熏、腌制的食物。

（8）少食多餐，不暴饮暴食，饮食清淡少盐，不吸烟，不过量饮酒。

复习参考题

一、名词解释

食物的营养价值　膳食指南

二、简答题

1. 影响各类食物营养价值发挥的因素有哪些?

2. 简述中国老年人膳食指南的基本内容。

三、论述题

试绘制老年人膳食宝塔。

第 2 节　老年人的营养素需要

学习指导

1. 掌握宏量营养素和微量营养素的功能及推荐摄入量及影响各种营养素消化吸收的因素。

2. 熟悉各种营养素的常见食物来源及老年人一日食谱的编制。

3. 了解维生素的分类。

一、对宏量营养素的需要

（一）能量

因为老年人对能量的需要降低，所以膳食能量的摄入主要以体重来衡量，以能维持能量平衡、达到并可维持理想体重为宜。作为老年群体，中国营养学会按60岁、70岁及80岁细分为3种推荐量，60岁及70岁又分为轻体力与中等体力两大类，但相差幅度不大。这是因为在一般情况下60岁以上的人很可能在基础代谢方面下降，而体力活动也相对减少，就算有劳动作业，一些部门已机械化或电器化，所以实际上以轻度劳动者计。

60岁以上的老年人，如果能够保持良好的心态，进行适当的体力活动，或是能持之以恒地进行原已习惯的有氧运动，这是非常有益健康的。老年人如果整天不出门，或只是坐着看电视、书本，或是伏案工作，其每天能量的推荐值就有可能高于需要。也可以说，老年人的均衡营养是与其生活模式分不开的，老年人参与本人喜爱的，习惯采用的，或是身体能接受的运动项目，对健康极为有利。

（二）碳水化合物

碳水化合物是由碳、氢、氧3种元素组成的一大类化合物，是大部分人摄取能量最经济和最主要的来源。

根据碳水化合物的化学结构（聚合度DP）和生理功能，特别是碳水化合物是否可在小肠消化和结肠中发酵的生理特点，将食物中的碳水化合物分为糖、寡糖和多糖。它们是机体重要的组成成分，与机体某些营养素的正常代谢关系密切，具有重要的生理功能，主要有：

1. 提供能量

它是机体最主要的能量来源。难消化或不消化碳水化合物产生的能量视其消化吸收程度、在结肠中发酵程度而定。

2. 构成机体组织和重要生理活性物质

3. 参与和调节其他营养素代谢

用血糖指数（GI）来反映这些差异。高GI的食物，其碳水化合物能被快速消化、吸收完全，引起血糖上升；低GI的食物，释放葡萄糖缓慢，餐后血糖峰值低，但下降速度也慢。这为糖尿病患者的膳食选择提供了基础。含可溶性纤维多的食物有较低的GI，例如水果、豆类、荞麦、燕麦、大麦。

充足的碳水化合物保证了机体能量供应，蛋白质就不必分解供能，从而起到节省和减轻机体中蛋白质及其他成分的消耗，保护蛋白质，有利于机体氮贮存，这种作用被称为碳水化合物节约蛋白质作用。

而脂肪的氧化分解过程的中间物——乙酰辅酶A也要进入三羧酸循环（TCA），如果缺乏了葡萄糖，这一过程将受限。因为缺糖时三羧酸循环的中间产物，如草酰乙酸减少，乙酰辅酶A进入三羧酸循环减慢，而脂肪分解会产生大量乙酰辅酶A，因此乙酰辅酶A会大量堆积从而产生酮体，脂肪不能完全分解。过量酮体对人体，特别是对大脑有害，而足量的碳水化合物能避免这种情况的出现。

4. 其他作用

许多难消化或不消化的碳水化合物，如纤维素、果胶对改善肠道内环境有益，起到了膳食纤维功能，还有一些碳水化合物，如微生物多糖，对人体有保健作用。另外，肝脏葡萄糖氧化可生成葡萄糖醛酸，能与体内的有害物质结合，并通过尿而排除，起到解毒保肝的作用。

老年人的糖耐量降低，血糖的调节作用减弱，容易发生血糖增高。过多的糖在体内还可转变为脂肪，引起肥胖、高脂血症等疾病。建议碳水化合物提供的能量占总能量的55%～65%为宜。而且，老年人应降低单糖、双糖和甜食的摄入量，增加膳食中膳食纤维的摄入。为此，应选择富含碳水化合物的淀粉类为主食，且多选择粗杂粮，不宜食用蔗糖等简单的糖类，而果糖易被吸收利用，宜多吃水果、蔬菜等富含膳食纤维的食物，增强肠蠕动，防止便秘。

就各种微量营养素摄入来说，老年人与中年人并无差别，只是老年人因生理条件（牙齿、消化能力等）的限制，摄取食物的总量和种类会比中年人少，要达到中国营养学会的推荐量，可能存在着一定的难度。在经济还不够发达的地区，或边远的山区，经济、文化、习俗等都可能制约老年人摄入足够的微量营养素。因此，中国居民膳食指南中强调要多吃蔬菜、水果和薯类，尽量多摄食绿色及红黄色的蔬菜，因为这类食物可以补充必要的微量营养素，如类胡萝卜素、维生素C和各种矿物质。即便是这类食物在烹调中维生素会大量丢失，但还能保留相当多的膳食纤维及各种天然抗氧化物，对预防慢性病和维持肠道健康是有利的。

（三）蛋白质

蛋白质是由20种基本氨基酸以肽键联结在一起，并形成一定的空间结构的生物高分子化合物。

蛋白质的功能主要包括：

（1）人体组织的构成成分。

（2）构成体内各种重要生命活性物质。

（3）供给热能：由于蛋白质中含碳、氢、氧元素，当机体需要时，可以被代谢分解，释放出热能。

随着机体老化，体内分解代谢的加强，氮的负平衡就难以避免，加上蛋白质摄入量不足，器官蛋白质合成代谢与更新就受到更大的影响，从而影响功能。而老年人因为种种原因，摄入的蛋白质的质与量比较难以达到要求，更加快了人体器官的衰老。老年人容易出现负氮平衡，且由于老年人肝、肾功能降低，摄入蛋白质过多会增加肝、肾负担。因此，老年人膳食蛋白质的摄入应以适量优质蛋白质为宜，蛋白质摄入量每天为1.0～1.2 g/kg，蛋白质供能占总能量的12%～14%。

蛋白质的来源：如果谷类食物在膳食中占70%的能量，那么谷类在膳食中约占330 g，其中蛋白质占20～30 g，视粮食的品种不同而异，余下的40～50 g蛋白质可以从动物性食物或大豆类食物中获得。大豆中脂肪、卵磷脂、植物固醇以及大豆异黄酮对人体有利。因此，大豆及其制品是老年人最佳的选择之一，在这个基础上补充其他优质蛋白可以作为长久之计。此外，鲜豆类也是在蔬菜中可以首选的食物之一，这些食物可以制成数以百计的菜肴，并且可与适量鱼、肉类搭配烹调，因而强调老年人选择豆类，是符合当前消费条件及均衡膳食要求的。

（四）脂肪

脂类一般包括脂肪和类脂。脂肪的化学结构是三酰甘油，即三分子脂肪酸与甘油形成的酯，也称甘油三酯。常用的食用油脂主要是各种脂肪的混合物。类脂包括磷脂、固醇、蜡质，在营养和食品中比较重要的有磷脂中的卵磷脂、脑磷脂，固醇中的胆固醇、植物固醇。

脂类的生理功能包括：

（1）供给和贮存能量：每克膳食脂肪在体内氧化可产生9 kcal的能量，是供能营养素中能量最高的营养素。体内脂肪组织是能量的主要贮存形式。

（2）构成生物膜。

（3）提供必需脂肪酸。

（4）脂类是脂溶性维生素的必要载体并促进其吸收。

（5）脂肪可增加食物美味，改善人对食物的食欲。

（6）脂肪可增加饱腹感，延迟胃的排空。

（7）许多类脂，包括磷脂、胆固醇是机体活性成分或可转化为活性成分，如胆固醇可合成胆汁酸和类固醇激素等重要物质，有重要生理功能。

《中国居民膳食营养素参考摄入量》认为，脂肪在全日总能量中的百分比宜在20%～30%，即在1 800～1 900 kcal的总能量中，脂肪供能约450 kcal，在全日食物中所有脂肪，包括食物内和烹调用的油总计在50 g之内。我国人民习惯于使用植物油作为烹调油，从这些油中获得的必需脂肪酸的量是可以达到要求的，但需考虑脂肪酸类型与机体需要之间的均衡，脂类中至少含有饱和脂肪酸、单不饱和脂肪酸及多不饱和脂肪酸三大类。就不饱和脂肪酸来说，主要有三个类型，各自都有其生理的功能；而饱和脂肪酸却不宜多于总能量的10％，这种脂肪酸在动植物油脂中都存在，在动物油脂中较多，而且动物脂肪同时也含有胆固醇。动物的瘦肉中也含有脂肪，例如非常瘦的猪肉也有20％左右的动物脂肪，而这些脂肪是肉眼看不见的，故老年人食用畜肉要有节制。而在植物油中，尤其是人们常用的菜籽油、玉米油、大豆油及花生油都含有多不饱和脂肪酸，也各有长处，混合食用会比单独食用更有利于健康。鱼类，尤以海洋鱼类含有多种脂类，合理加工后，鱼类也适合老年人的脂肪需要，同时也可以提供优良的蛋白质。

由于老年人胆汁分泌减少和酯酶活性降低，因而对脂肪的消化功能下降，因此，脂肪的摄入不宜过多。在正常情况下，脂肪供能占膳食总能量的20％～30％为宜。一些含胆固醇高的食物如动物脑、鱼卵、蟹黄、蛋黄、肝、肾等食物不宜多食。

二、对维生素的需要

老年人由于体内代谢和免疫功能降低，需要充足的各种维生素以促进代谢、延缓衰老及增强抵抗力。中国营养学会为老年人推荐的各种维生素的摄入量与50岁的成年人基本一致。

（一）对维生素A的需要

维生素A又被称为视黄醇、抗干眼病维生素，是指含有 β-紫罗酮环的多烯基结构并具有视黄醇生物活性的一大类物质。狭义的维生素A仅指视黄醇，广义的则包括维生素A和维生素A原。

动物性食物来源的具有视黄醇生物活性功能的维生素A，包括视黄醇、视黄醛、视黄酸等物质。植物中不含维生素A，但黄色、绿色、红色植物和真菌中含有类胡萝卜素，其中一部分被动物摄食后可转化为维生素A。可在体内转变成维生素A的类胡萝卜素被称为维生素A原，如 α-胡萝卜素、β-胡萝卜素、γ-胡萝卜素等。

胡萝卜素是我国居民膳食维生素A的主要来源。老年人进食量少，如果牙齿不好，摄入蔬菜的数量更有限，易出现维生素A缺乏，因此老年人应注意多食用黄绿色蔬菜、水果。

（二）对维生素D的需要

老年人户外活动减少，由皮肤形成的维生素D量降低，易出现维生素D缺乏而影响钙、磷吸收及骨骼矿化，出现骨质疏松症。因此，老年人摄入维生素D的量需高于中青年人。

（三）对维生素E的需要

维生素E为抗氧化的重要物质，当维生素E缺乏时，细胞某些成分被氧化分解后的产物沉积在体内细胞，可出现一种棕色的色素颗粒，称为褐色素。随着衰老，褐色素在皮肤表面堆积，这就是俗称的老年斑。补充维生素E可减少细胞内脂褐色素的形成。

（四）对B族维生素的需要

富含维生素B族的食物有肉类、豆类及各种粗粮。目前，一部分人开始关心自己的血脂状况与动脉粥样硬化的关系，尤其是极低与低密度脂蛋白胆固醇与动脉硬化的关系。此外，高同型半胱氨酸血症也是动脉粥样硬化的独立危险因素。同型半胱氨酸是蛋氨酸代谢的中间产物，维生素B_{12}、叶酸、维生素B_6的不足可引起高同型半胱氨酸血症。及时补充这三种B族维生素，将有助于降低动脉硬化的危险。应保证老年人各种维生素的摄入量充足，以促进代谢、延缓机体功能衰退、增强抗病能力。

（五）对维生素C的需要

维生素C可促进胶原蛋白的合成，保持毛细血管的弹性，降低脆性，防止老年人血管硬化，并可降低胆固醇、增强免疫力，同时，维生素C又具有抗氧化作用，防止自由基对机体的损害。因此，老年人应摄入充足的维生素C。

三、对矿物质的需要

（一）对钙的需要

由于胃肠功能降低，肝肾功能衰退及老年人活化维生素D的功能下降，加上户外活动减少和缺乏日照，皮下7-脱氢胆固醇转变为维生素D的来源减少，使得老年人对钙的吸收利用能力下降，钙摄入不足使老年人出现钙的负平衡。老年人的钙吸收率低，一般小于20%，对钙的利用和储存能力低，体力活动的减少又可增加骨钙的流失，容易发生钙摄入不足或缺乏，导致骨质疏松症，尤其是女性老人。钙的摄入应以食物钙为主，牛奶及奶制品是最好的来源，其次为大豆及其制品、深绿色叶菜、海带、虾皮等。钙的补充也不宜过多，每天钙的摄入总量不应超过2 g。

（二）铁

老年人对铁的吸收利用率下降且造血功能减退，血红蛋白含量减少，容易出现缺铁性贫血。造成贫血的原因除铁的摄入量不足、吸收利用差之外，还可能与蛋白质合成能力降低，维生素B$_{12}$、维生素B$_6$及叶酸等缺乏有关，故铁的摄入量应充足。在选择食品时应选择血红素铁含量高的食品，如动物肝脏、瘦肉、牛肉等，同时还应该注意多食用富含维生素C的蔬菜和水果，以利于铁元素的吸收。但是铁摄入过多也会对老年人的健康带来不利的影响。

（三）硒

硒可以有效消除体内脂质过氧化物和自由基，防止脂褐素的形成，从而改善提高机体免疫力，老年人应注意膳食补充。

（四）钠

老年人肾功能减退，摄钠过量会增加肾脏的负担，不能使多余的钠排出体外而潴留于体内，为此血容量会随着水钠的潴留而增加，从而加重心脏的负担，导致血压升高。老年人食盐摄入量每天应在6 g以下为宜，高血压和冠心病患者应在5 g以下为宜。

（五）铬

膳食中足量的铬可使胰岛素充分发挥作用，铬可降低低密度脂蛋白，而升高高密度脂蛋白水平，有利于防止动脉粥样硬化。啤酒酵母、牛肉、小米、黄豆是铬的丰富来源。

此外，微量元素锌和铜等元素在每天膳食中也需要有一定的供给量，以满足机体的需要。

合理地强化多种微量营养素的食物，或复合的膳食补充剂可以缓解多种微量元素不足的问题，有条件时，适当补充多种微量营养素的制剂对老年人也是有益的。

四、对水的需要

生理学研究表明，中老年人最容易发生体内慢性缺水。这是因为，中老年人血浆肾素和肾上腺水平呈进行性下降，心钠素分泌增加，从而导致体内钠离子不断丢失，使人体的口渴反应降低，平时饮水不足，易导致慢性脱水，长期慢性脱水可导致许多疾病的发生，甚至直接威胁生命。

（一）加速衰老

皮肤因为有水的作用而显得鲜活。皮肤上有一系列的感受器，这些感受器必须在水的作用下才能发挥功效。如果身体极度缺水，该机制就会衰退，这种衰退最先表现在肌肤皱纹，然后再蔓延到五脏六腑。

（二）引发白内障

人眼内的液体含量较高，在机体缺水时会发生生化改变，引起眼晶状体浑浊而导致视力下降。

（三）引发脑血栓

血液黏稠度过高是引起脑血栓的重要原因之一。而血液黏稠高除血脂异常外，一个主要原因就是体内缺水，其中夜间失水最为严重，使血小板凝聚力和黏附力加强，因而清晨是脑血栓的发病高峰。

（四）心律失常

通过血流动力学检测，当血容量明显降低时，可诱发心房颤动，出现胸闷、头晕、乏力等表现。

（五）心肌梗死

由于全身血容量减少，心脏灌注下降，心肌缺血，心排血量降低，因而容易造成心肌损害，严重的可导致心肌梗死。

（六）体内有害物质堆积

慢性缺水不仅使尿量减少，还使皮肤功能减退，汗腺分泌减少，这样就会影响体内代谢产物的排泄，造成有害物质在体内蓄积，使人体出现慢性中毒。这种慢性中毒的危害相当大，它可损害多个器官、多种组织，加速人体衰老。因此，老年人体内保持足量的水分，对健康长寿十分重要。

老年人对水分的要求不低于中青年，有时还比其他年龄组要求高，因为老人对失水与脱水的反应会较其他年龄组慢，加之水的代谢有助于其他物质代谢以及排泄代谢废物。目前老年人每天每千克体重应摄入30 mL的水，如果有大量排汗、腹泻、发热等情况还必须酌情适量增加。关键是老年人不应在感到口渴时才饮水，而应该有规律地主动饮水，其中可包括不太浓的茶。

五、老年人一日食谱举例

满足60岁老年人一日所需能量和营养素推荐摄入量要求的食谱见表3-1。

表3-1　老年人一日食谱

餐　　次	食物和用量
早餐	二米山药粥（大米20 g，小米15 g，山药25 g），芝麻烧饼（标准粉50 g，芝麻酱8 g，芝麻3 g），酱鸭（净肉30 g），拌三丝（豆腐丝15 g，芹菜30 g，胡萝卜20 g）
午餐	米饭（大米100 g），清蒸鱼（草鱼50 g），鸡蛋炒西红柿（鸡蛋20 g，西红柿75 g），蒜茸空心菜（空心菜80 g），鲜蘑丝瓜汤（丝瓜20 g，鲜蘑10 g）
加餐	西瓜300 g
晚餐	茴香包子（富强粉120 g，猪肉馅60 g，茴香120 g），玉米糁粥（玉米糁15 g），青椒炝虾皮（虾皮10 g，青椒30 g，大葱10 g），全日植物油20 g、盐6 g
加餐	酸奶150 g

复习参考题

一、名词解释

碳水化合物　蛋白质　脂类　维生素A

二、简答题

简述机体缺水带来的危害。

三、论述题

试编制满足60岁老年人一日所需能量和营养素推荐摄入量要求的食谱。

第3节　其他营养支持

学习指导

1. 掌握营养治疗的种类和方法。

2. 熟悉食品资源开发和利用的种类。

3. 了解食物的四性和五味，学会如何根据自身情况进行合理选择。

　　食品的主要作用是为人体提供营养素来满足人体的营养需要，但针对人体需要、不同人群的生理状态、工作性质而言，单纯食用天然的食品会存在某种营养素不完全或某种营养素含量不足、比例不当等情况，可以选择其他营养支持方法。

　　老年人由于生理功能下降，食物的摄取量得不到保障，机体功能也在不断下降，易出现高血压、糖尿病、心脏病、感冒、呼吸系统疾病等。因此，需要补充一些有助于提高机体免疫力、调整代谢的食物，来弥补由于食物摄取不足而对机体造成的不良影响。目前，我国家庭较为普遍采用、方便可行的营养支持方法主要为对食品资源进行开发和利用、营养治疗以及食疗。

一、食品资源的开发和利用

当今中国市场对食品资源进行开发和利用的成果主要包括以下几种。

（一）强化食品

强化食品是指食品中补充某些人体缺少或特别需要的营养成分而加工成的食品。具体来讲，就是将人体缺乏的营养素加入到一种食物中，增加该营养素在该食物中的含量。这种方法的优点是能够覆盖较多人群、能在短时间内见效、花费不多，也不需要改变人们的饮食习惯。各国对强化食品都有明确的质量标准，食用安全，比较适合大部分老年人选择。

强化的目的主要有：①弥补某些食品天然营养成分的缺乏，如在粮食制品中强化必需氨基酸中的赖氨酸、在酱油中强化硒等；②补充食品加工损失的营养素，如在罐头食品中添加维生素C等；③使某种食品达到特定目的的营养需要，如配方奶粉和宇航食品；④特殊人群预防需要，如葡萄糖酸钙、骨粉等。

我国最早的强化食品就是碘盐，从1995年我国实行碘盐，有效地预防了甲状腺肿大和相关疾病。目前，我国常用强化食品包括以下几种。

1. 强化粮谷类食品

我国老年人主要食用小麦和大米，由于粮谷类在加工过程中，特别是精制时会导致很多营养素丢失，因此进行营养强化十分必要。

（1）强化米：大米本身所含蛋白质中缺乏必需氨基酸中的赖氨酸，而碾磨过程又会导致多种维生素的缺乏，目前强化的物质主要有维生素B_1、维生素B_2、维生素B_6、维生素B_{12}和赖氨酸等。

（2）强化面粉和面包：面粉和面包的营养强化是世界上最早的强化食品之一。通常强化的单纯营养素有维生素B_1、维生素B_2、烟酸、钙、铁等，还有加入天然食品，如干酵母、脱脂奶粉、谷物胚芽等。目前，市场上还出现了一些具有保健功能的面包，如麦麸面包（减肥）、防蛀牙面包、富钙面包等。

2. 强化副食品

（1）强化食盐和酱油：目前世界各国都对食盐进行强化，食盐中强化碘是预防碘缺乏病最好的方法。酱油也是中国居民家中日常生活中常用的调味品，强化铁是政府主推的强化食品，此外，也添加维生素B_1、维生素B_2、钙和硒等营养素。

（2）强化人造奶油：主要强化维生素A和维生素D。

人们因年龄、性别、生理状况、心理状态、生活方式等条件不同，营养需求呈明显的个性化特点，如素食、饮酒、吸烟、疾病等状态，所需营养就有一定的差别。为满足营养个性化的需要，必须提供具有针对性的强化食品，现将不同状况机体的营养强化需求列入表3-3中，老年人可在购买食品时根据情况进行选择。

表3-3　人体不同状况的膳食营养强化

状　　况	需 求 原 因	需强化的营养素
年纪大	食物摄入量减少	B族维生素、维生素E、维生素C、钙、铁
运动	代谢、丢失增加	复合维生素及矿物质
情绪抑郁	神经反应加剧	B族维生素、维生素A、维生素E、维生素C
吸烟	消耗维生素C等抗氧化物质	维生素C、必需脂肪酸、抗氧化剂
饮浓茶或咖啡	刺激神经系统	B族维生素、维生素C、铁
嗜酒	多种营养素缺乏	B族维生素、维生素A、锌、必需脂肪酸
手术后	促进愈合	维生素、矿物质
高温	丢失增加	水、矿物质、水溶性维生素

（二）营养素补充剂

将各种营养强化剂的片状、丸状、液状产品统称为营养素补充剂。它是以一种或数种经化学合成或从天然动植物中提取的营养素为原料制成的产品，以补充人体所需营养素和预防疾病为目的。我国的营养素补充剂是指以补充维生素和矿物质而不以提供能量为目的的产品，主要作用是补充膳食供给的不足，预防营养缺乏和降低发生某些慢性疾病的危险性。我国营养素补充剂产品每天推荐摄入的总量较小，一般来说，颗粒剂每天食用量不超过20 g，口服液不超过30 mL。合理使用营养素补充剂，可以预防营养缺乏病，改善老年人营养状况，促进健康；还可提高抗氧化能力，减少与年龄相关的视网膜病变、肿瘤和心血管疾病的危险性等。

近年来，随着人们生活水平的提高，老年人营养意识也有所增强，有的老年人总喜欢自行选择服用一些营养素补充剂。他们认为，营养素补充剂可以弥补食物中的不足，可以不用吃蔬菜、水果。但是目前市场上销售的各种营养素补充剂都是复合型的，注重营养素之间协同增效作用的特点，往往是多种营养素和其他功能性组分的组合，而且营养素的含量只有达到特定水平才有预防慢性病的效果，所以营养素补充剂中营养素的水平显著高于普通强化食品。如果老年人盲目食用，不考虑自己的饮食情况，这种营养素的高度集中，很可能引起某些矿物质、维生素的摄取量过多，从而引起副反应甚至中毒。

1. 矿物质摄取过多

（1）钙过多：增加患肾结石的危险性，引起如高血钙、碱中毒、肾功能衰竭等，并能干扰如铁、锌、铜等其他元素的吸收。

（2）铁过多：引起含铁血黄素沉着症、自身免疫功能紊乱等。

（3）碘过多：诱发高碘性甲状腺肿大。

（4）锌过多：出现恶心、呕吐、腹泻等胃肠道损伤症状，还可导致铜缺乏及免疫器官受损等。

（5）硒过多：出现指甲脱落、易脆，牙齿腐蚀，恶心，呕吐，皮疹，偏瘫等硒中毒症状。

2. 维生素摄取过多

（1）维生素A及胡萝卜素过多：如一次摄取超过了建议供给量的100倍，可出现如恶心、呕吐、视力模糊、厌食等急性中毒症状；如长期摄取量超过建议供给量的10倍，可出现头痛、脱发、肝大、皮肤瘙痒、肌肉僵直等慢性中毒症状；如摄取胡萝卜素过多，会使皮肤出现黄疸。

（2）维生素D过多：引发高血钙、高尿钙，导致嗜睡、口渴、食欲不振、头痛、多尿、乏力、肾结石、关节疼痛等症状。

（3）维生素E过多：引起胃肠道功能紊乱、视觉模糊、头痛、极度疲劳、出血倾向等症状。

（4）维生素C过多：引起腹泻、胃肠胀气、尿路结石等症状。

目前已有研究发现，过量服用维生素E可使死亡率增加4%，过量服用胡萝卜素可使死亡率增加7%，服用大剂量维生素A可使死亡率增加16%，过量服用多种维生素可能会增加男性患前列腺癌死亡的危险，也没有任何证据表明维生素C能延年益寿。此外，吸烟者如服用维生素E，反而会增加患肺癌的危险。由此可见，服用营养素补充剂的抗氧化作用不如食用水果、蔬菜的作用。老年人对矿物质、维生素的摄取不能寄希望于营养素补充剂，而是根据自己膳食结构及营养素摄取的情况，在医生的指导下，选择适合自己的营养素补充剂，千万不能盲目补充，更不能用营养素补充剂替代蔬菜和水果。

为保证营养素补充剂的安全性，一方面营养素的用量必须遵循可耐受最高摄入量，另一方面要针对人群特征设计出不同的营养素补充剂，见表3-4。

表3-4　不同人群矿物质-维生素补充剂

适用对象	组分特点	主要功能
60岁及以上人群	维生素E、β-胡萝卜素、维生素C	增强记忆力、抗衰老、强身健体、安神
病后康复、易感冒、节食、慢性病患者	B族维生素、蒲公英根、紫锥花	促进能量代谢、促进骨骼发育、抗氧化、抗感染、维持正常神经功能、预防缺铁性贫血
8岁以上人群	常规维生素、矿物质	增强抵抗力、增强免疫力、促进能量代谢、增强活力、抗氧化、抗衰老、维持正常神经活动、预防营养素缺乏

（三）保健食品

保健食品是指具有特定保健功能的食品，适于特定人群食用，具有调节机体机能，不以治疗为目的，对人体不产生任何急性、亚急性或慢性危害的食品。保健食品必须具备的主要特征有：

（1）具备食品的基本特征：一是安全，二是具有营养价值，三是有良好的感官性状。

（2）经过科学试验具有特定的保健功能，卫生部允许申报的保健食品功能共27项，如免疫调节、改善记忆、延缓衰老、改善骨质疏松等。

（3）只适合于特定人群食用，如降血糖保健食品适合于糖尿病人群、降血脂保健食品适合于高血脂人群，不是人人皆宜。

（4）以调节人体机能、提高健康水平为目的，而不是以治疗为目的，不能代替药物。

老年人是保健食品的一个重要消费群体，但我国保健食品开发现在存在的问题很多，如低水平重复、科技含量低、夸大宣传、诚信度差、弄虚作假等。保健食品是由食品中提取而来，其保健功能只能满足人体的某种需要，成分有限，保健功能也很少。只吃一种保健食品不可能完全满足机体所需，因为它只是将食品中少量的功能物质进行了提取和浓缩。因此，对于消化功能正常的老年人，只要坚持食物多样、合理饮食，就能从食物中摄取到足量的功能因子，达到用食物保健的目的，不能将饮食不足寄希望于保健食品来补充。但对于消化吸收有困难、体弱多病的老年人，在医生的指导下适当吃些保健食品，对提高机体抵抗力、调节机体的功能是有一定帮助的。还应注意的是，我国市场大部分保健食品都在药店销售，老年人一定要注意保健食品标识，千万不能用其替代药物。

二、营养治疗

营养治疗是通过膳食营养措施对疾病进行治疗的方法，是对疾病进行综合治疗的一个重要组成部分，对消化吸收能力减弱、抵抗力降低的老年患者尤其适用。其目的是消除病因、改善症状、诊断疾病、辅助治疗和提供营养。具体包括以下几种方法。

（一）按需要采用医院膳食

1. 医院常规膳食

（1）普通膳食：特点为营养全面、平衡、合理，易消化、无刺激性。适用于体温正常或接近正常、无咀嚼或消化吸收功能障碍、无特殊膳食要求、不需限制任何营养素的老年患者。宜用食物与正常人饮食大致相同，忌用刺激性食物或调味品、难消化的食物、过分坚硬的食物以及容易产气的食物，如油炸食物、动物油脂、干豆类等尽量少用。

（2）软食：特点为质地软、无刺激、易消化、少渣。适用于低热、口腔疾患、消化不良、术后恢复期的老年患者。应提供平衡膳食，供给细软、易消化食物，如烂米饭、面条、细嫩的瘦肉、蛋类、嫩菜叶、去皮水果、豆制品等，注意维生素和矿物质的充分摄入。忌用油煎炸食品、过于油腻食品、凉拌蔬菜、含粗纤维多的蔬菜、坚果类、整粒的豆类、浓烈的调味品等。参考食谱见表3-5。

表3-5　软食参考食谱

餐　　次	食　　物	餐　　次	食　　物
早餐	大米粥拌肉松、鸡蛋羹、面包	加餐	西红柿汁
加餐	煮苹果水	晚餐	烂面条、炒猪肝、香菇菜花
午餐	软米饭、炖鱼、烧碎油菜叶	加餐	牛奶

（3）半流质膳食：特点为易吞咽和消化，纤维素含量少，无刺激。适用于消化道疾患、发热、体弱、一般术后的老年患者。配膳时能量供给不宜过高，每天5～6餐，每餐间隔3小时左右，选择膳食纤维少、易咀嚼吞咽、易消化吸收的食物。主食类选择大米粥、小米粥、面条、蛋糕、饼干、包子、芝麻糊等；肉类选择细嫩的瘦肉，先煮烂再切碎；蛋类除用油煎炸外均可；蔬菜类及水果可制成果冻、果汁、菜汁等食用，也可选用少量的碎嫩菜叶加入汤面或粥中；豆制品如豆腐、豆浆、豆腐脑、豆腐乳均可食

用。忌用蒸米饭、蒸饺、烙饼等硬而不宜消化的食物；大量肉类、豆类、大块蔬菜、油煎炸食品；浓烈、有刺激性的调味品。参考食谱见表3-6。

表3-6　半流质参考食谱

餐　　次	食　　物	餐　　次	食　　物
早餐	大米粥、煮嫩鸡蛋、红腐乳	加餐	苹果汁
加餐	牛奶	晚餐	热汤面（鸡脯肉、碎青菜叶）
午餐	馄饨（猪瘦肉）	加餐	豆浆、蛋糕

（4）流质膳食：特点为全部食品均为流体或进入口腔即融化为流体，无渣，无刺激。适用于消化道疾患、高热者、手术排气后的老年患者。流质膳食所提供的能量及营养素均不足，所以常作为过渡期膳食短期应用。选用易吞咽、易消化、甜咸适宜的流质食物，每天6～7餐，液体量为200～250 mL。特殊情况遵医嘱。忌用一切非流质的固体食物、多膳食纤维食物以及过于油腻、厚味食物。参考食谱见表3-7。

表3-7　流质参考食谱

餐　　次	食　　物	餐　　次	食　　物
早餐	牛乳加糖	加餐	豆浆加糖
加餐	米粉加糖	晚餐	猪肝泥
午餐	蒸蛋羹	加餐	冲藕粉

2. 试验膳食

指在临床诊断或治疗过程中，短期内暂时调整患者的膳食内容，配合和辅助临床诊断或观察疗效的膳食。常用的有以下几种。

（1）胆囊造影检查膳食：目的是观察胆囊及胆管功能。通过口服造影剂，部分造影剂由小肠吸收进入肝脏，与胆汁一起进入胆管和胆囊，经X线显影可见胆囊、胆管的大小和形态。食用方法是第一天中午高脂饮食；晚餐无脂肪、高碳水化合物、少渣膳食，饭后口服造影剂。第二天早晨禁食，服造影剂14小时后摄片观察；再给高脂餐，半小时后再观察，如胆囊缩小1/2以上，说明收缩功能正常。

（2）肌酐试验膳食：用来协助检查肾小球的滤过功能以及了解肌无力患者的肌肉功能。肌酐是体内蛋白质和含氮物质代谢的终产物，可以随尿液经肾脏排出体外。被调查者在进食低蛋白膳食2～3天后，体内的外源性肌酐被清除，再测定全天尿中的内生肌酐含量。一般情况下，内生肌酐由肾小球滤过后，肾小管既不吸收也不分泌，因此内生肌酐可反映肾小球的滤过率。内生肌酐如果降低至正常值的80%以下，则表示肾小球滤过功能已有减退。试验期总计3天，3天内禁食肉、鱼，忌饮茶、咖啡，全日主食在300 g以内，限制蛋白质的摄入，蛋白质供给量不超过40 g/d。

（3）葡萄糖耐量试验膳食：用来协助诊断糖尿病。正常人口服一定量葡萄糖后，血糖先升高，人体将其合成糖原储存后血糖又逐渐恢复至空腹水平，而糖尿病患者空腹血糖高，服用葡萄糖后血糖浓度更高，并且在血液中维持时间较长，同时出现尿糖。用此法观察血糖的变化及有无糖尿，可辅助诊断。试验前一天晚餐后禁食，当日清晨空腹抽血，留尿标本，口服葡萄糖100 g和300～400 mL水，抽血、留尿样，测定血糖和尿糖。

（4）潜血试验膳食：用来诊断胃肠道有无出血。粪便中混有肉眼或显微镜下见不到的血称为潜血，常用联苯胺法检测。血红蛋白中的铁色素能催化过氧化氢，将联苯胺氧化为蓝色的联苯胺蓝，根据蓝色的深浅可判断潜血数量。试验期总计3天，忌食用含血红素铁的鱼、虾、畜肉及禽肉类、内脏、蛋黄和绿色蔬菜等含铁元素的食物，以免与联苯胺试剂产生不同程度的阳性反应。

3. 治疗膳食

治疗膳食是指在基本饮食的基础上，根据病情的需要，适当调整总能量和某些营养素，以达到辅助治疗的一类饮食。常用的治疗膳食包括以下几种。

（1）高能量膳食：适用于代谢亢进者和体力消耗增加者。配膳时尽可能增加进食量和菜量，并根据病情调整供给量，注意供给平衡膳食。对于肥胖症、糖尿病、尿毒症患者不宜食用此类膳食。

（2）低能量膳食：适用于需要减轻体重和减少机体代谢负担的老年人。配膳时需减少膳食总能量、食盐摄入量、碳水化合物和脂肪的量，蛋白质、矿物质和维生素供应量应充足，适当增加膳食纤维摄入量。注意补充维生素和矿物质，活动量不宜减少。宜用食物有粗粮、豆制品、蔬菜和低糖水果，菜肴应清淡可口；忌用食物为肥腻的食物和甜食，尽量不用油煎、油炸等多油的做法。

（3）高蛋白质膳食：适用于明显消瘦、营养不良、慢性消耗性疾病等老年患者。配膳时选用高蛋白质、增加钙的供给量以及充足的维生素，但需要注意供能营养素比例适宜。肝性脑病、急性肾炎、尿毒症患者不宜食用。

（4）低蛋白质膳食：适用于肾功能疾病、肝昏迷或肝昏迷前期患者。配膳时选用如蔬菜、水果、马铃薯、藕粉等低蛋白质的淀粉类食物，能量、维生素和矿物质供给需充足，选用适宜的烹调方法。对正在进行血液或腹膜透析的患者还需要严格限制蛋白质摄入量。

（5）限脂肪膳食：适用于Ⅰ型高脂蛋白血症、脂肪消化吸收不良、肥胖患者。配膳时需减少膳食中脂肪含量，可选用谷类，不用油煎炸的瘦肉类、禽类、鱼类、脱脂乳制品等，脂肪含量大于20 g/100 g的食物忌用，脂肪含量（15 g/100 g）～（20 g/100 g）的食物少用。必要时补充能溶于水的脂溶性维生素制剂。

（6）低饱和脂肪、低胆固醇膳食：适用于高胆固醇血症、高三酰甘油血症、高脂蛋白血症、高血压、动脉粥样硬化、冠心病等患者。配膳时需控制总能量、限制脂肪摄入量和调整脂肪酸的构成、限制膳食中胆固醇含量，并需要充足的维生素、矿物质和膳食纤维。不适用于正在生长发育期的儿童、孕妇和创伤恢复期的患者。

（7）限钠（盐）膳食：适用于心功能不全、肾炎、肝硬化腹水、高血压、水肿等患者。配膳时随时调整钠盐限量，根据食量合理选择食物，需改变烹调方法和食用其他调料，如醋、糖、芝麻酱等。根据用盐量限钠膳食可分为：①少盐饮食：烹调用盐限制在2～4 g/d或酱油10～20 mL（不包括食物内自然存在的氯化钠）；②无盐饮食：烹调时不用食盐或酱油，可用糖醋等调味；③低钠饮食：除烹调时不用食盐外，还要控制食物中自然存在的钠，食物中含钠量限于0.5 g以下。

（8）少渣膳食：适用于消化道狭窄并有梗阻危险、肠炎、痢疾、伤寒等患者。配膳时需限制膳食纤维的含量、脂肪含量不宜过多，少量多餐，适宜选用粥、烂饭、软面条、蛋类、乳类、菜汁、去皮的瓜类等食物。长期缺乏膳食纤维，易导致便秘、痔疮及结肠肿瘤等的发生，故不宜长期使用。

（9）高纤维膳食：适用于单纯性便秘、肥胖症、高脂血症、糖尿病等患者。配膳时多选用根茎、叶类蔬菜，增加植物油的用量，多食用粗粮。

（二）肠内营养（管饲）

肠内营养是指对于不能耐受正常膳食的患者，经口服或管饲的途径，将只需化学性消化或不需消化、由中小分子营养素组成的营养液直接注入胃肠道，提供营养素的方法。

1. 肠内营养适应证

（1）经口摄食障碍：经口进食困难、营养物质消化增加而相对经口摄食不足、丧失吞咽功能。

（2）胃肠道疾病：短肠综合征、胃肠道瘘、炎性肠道疾病、顽固性腹泻、急性胰腺炎、结肠手术术前准备。

（3）胃肠道外疾病：围手术期、肿瘤放疗和化疗、烧伤、创伤、肝功能衰竭、肾衰竭、心血管疾病、先天性氨基酸代谢缺陷病。

2. 肠内营养制剂组成

1）非要素制剂：

（1）混合奶：包括普通混合奶和高能量高蛋白混合奶，是一种不平衡的高营养饮食，能量主要来自牛乳、鸡蛋和白糖。

（2）匀浆制剂：包括商品匀浆制剂和自制匀浆制剂。

a. 商品匀浆制剂：无菌、即用的均质液体，成分明确，可通过细孔经鼻饲管喂养，使用较为方便。缺点是营养素不易调整，价格较高。

b. 自制匀浆制剂：选择多种食物混合配制而成，含有动植物蛋白、动植物脂肪、双糖和单糖、矿物质和维生素。优点是营养素及液体量明确，可根据实际情况调整营养素成分；价格较低，制备方便灵活。但缺点是维生素和矿物质含量不明确或差异较大；固体成分易沉降，浓度较高，不易通过细孔径鼻饲管；需注意卫生及配制后的保存。

（3）以整蛋白或蛋白质水解物为氮源的非要素制剂：包括含乳糖类和不含乳糖类两种。

2）要素制剂：分为以水解蛋白为氮源和以氨基酸为氮源的要素制剂。特点有营养全面、无须消化即可直接或接近直接吸收、成分明确、不含残渣或残渣极少、不含乳糖、刺激性小、应用途径多，但不适合某些特殊用途。

3）组件制剂：即营养素组件，也称不完全营养制剂，是以某种或某类营养素为主的肠内营养制剂，包括蛋白质组件、脂肪组件、碳水化合物组件、维生素组件和矿物质组件。

4）特殊治疗制剂：包括婴儿制剂、肝功能衰竭制剂、肾衰竭制剂、肺疾病制剂、创伤制剂、先天性氨基酸代谢缺陷症制剂。

3. 肠内营养途径与输注方式

1）途径：包括口服、食管造瘘、胃造瘘、空肠造瘘以及鼻胃、鼻十二指肠、空肠置管等。不超过4周，优先考虑鼻胃和鼻十二指肠置管；需4周以上，考虑空肠造瘘。

2）输注方式：

（1）一次性输注：每天6～8次，每次200 mL左右，适用于经鼻胃置管或胃造瘘的患者。

（2）间歇重力滴注：每天4～5次，每次250～500 mL，类似正常餐次。

（3）连续滴注：16～24小时，适用于危重患者及十二指肠或空肠近端喂养的患者，营养素吸收比较好。

（三）肠外营养（全静脉营养）

肠外营养是指由胃肠外途径（通常是静脉）供给机体足够的蛋白质（氨基酸）、脂肪、糖类、维生素、微量元素、电解质和水分。1961年瑞典的Wretlind用大豆油、卵磷脂、甘油等首次制成脂肪乳剂，1967年美国费城医学院附属医院外科医生Stanley Dudrick首先通过中心静脉进行营养支持，发明了通过中心静脉给机体提供高浓度葡萄糖、脂肪和氨基酸等的途径。

1. 肠外营养分类

肠外营养支持是对胃肠道功能障碍的患者，通过静脉途径输注各种营养素，以维持机体新陈代谢的治疗方法。可分为：

（1）中心静脉营养：也称为完全肠外营养，即碳水化合物、氨基酸、脂肪、维生素、矿物质和水等所有营养物质均经静脉输入。

（2）周围静脉营养：是部分营养物质经静脉输入，是对患者肠内营养摄入不足的补充。

2. 肠外营养适应证

（1）强适应证：胃肠道梗阻、胃肠道吸收功能障碍、大剂量放化疗后或接受骨髓移植患者，以及中重急性胰腺炎、严重营养不良伴胃肠功能障碍、严重的分解代谢状态。

（2）中适应证：大手术创伤和复合性外伤（5～7天内胃肠道无法利用者于手术后48小时内开始）、肠瘘、肠道炎性疾病、妊娠剧吐或神经性拒食、需接受大手术或强烈化疗的中度营养不良（大手术前7～10天开始）、炎性粘连性肠梗阻。

（3）弱适应证：营养良好的患者轻度应激或创伤情况，消化道功能10天内可恢复；肝脏、小肠等脏器移植后功能尚未恢复期间。

3. 肠外营养制剂基本要求

肠外营养制剂既有普通输液制剂的一些共同特点，但又不同于普通输液制剂，比普通输液制剂有更高的质量要求。其具体质量要求和特征如下：

（1）pH应调整在人体血液缓冲能力范围内：血液的pH约为7.4。

（2）适当的渗透压：血浆渗透压为280～320 mmol/L。

（3）必须无菌、无热源。

（4）微粒异物不能超过规定：微粒最大直径应不超过10 mm。

（5）无毒性：某些输液如水解蛋白质，要求不能含有引起过敏反应的异型蛋白质。

（6）相容性良好、稳定性良好。

（7）使用方便、安全。

4. 肠外营养制剂的组成成分

（1）葡萄糖溶液：高浓度的葡萄糖常作为肠外营养的主要能量来源，浓度常用25%～50%，每天提供200～250 g，占总能量的60%～70%，经中心静脉输入。

（2）脂肪乳剂：以大豆油或红花油为原料，经卵磷脂乳化制成脂肪乳剂，浓度常为10%、20%、30%，常与葡萄糖溶液合用，成人每天1～2 g/kg，占总能量的30%～50%。

（3）氨基酸溶液：一般含有必需氨基酸和数量不等的非必需氨基酸，可分为平衡氨基酸溶液和特殊复方氨基酸溶液。

（4）水、电解质：成人每天液体量以3 000 mL左右为宜，常用的有10%氯化钠、10%氯化钾等。

（5）维生素、微量元素：按生理需要量补充。

三、食疗

食疗是指通过有针对性地选择某些食物作为主食或辅食，来达到健身强体、延年益寿、防病治病的目的。食物治病最显著的特点是"有病治病，无病强身"，利用食物性味方面的特性，有针对性地用于某些病症的辅助治疗，调整阴阳，使之趋于平衡，有助于疾病的治疗和身心的康复。食物和药物不同，即便是辨证不准确，也不会给人体带来太大的危害。因此，食物疗法适应范围较广泛，主要针对亚健康人群，其次才是患者。老年人需了解自己的身体状况，合理选择适合的食疗。

现代医学讲究食物的营养成分，传统医学讲究食物的性味。其实，"医食同源，药食同行"，两者都讲究才能达到祛病健身的目的。如体质偏热者忌吃温热性食物，以免"火上浇油"，而适宜于吃凉寒性食物，以便热症寒治；而体质虚寒者，忌食凉寒性食物，可进食温热性食物，以温散寒。中医上将食物划分为"四性"和"五味"。

（一）食物的四性（寒、热、温、凉）

寒和凉的食物有清热、泻火、解毒的作用。如在炎热的夏季可选用菊花茶、绿豆汤、西瓜汤、荷叶粥等，可清热解暑、生津止渴。

热和温的食物有温中除寒的作用。如在严冬季节可选用姜、葱、蒜之类食物，以及狗肉、羊肉等，能除寒助阳、健脾和胃、补虚。

除"四性"外，还有性质平和的"平性"食物，如谷类的米、豆类等。各种食物的四性分类如下。

1. 粮豆类食物的四性

（1）温热性：如面粉、豆油、酒、醋等。

（2）平性：如糯米、粳米、玉米、黄豆、黑豆、豌豆、赤小豆等。

（3）寒凉性：如小米、荞麦、大麦、绿豆、豆腐、豆浆等。

2. 瓜菜类食物的四性

（1）温热性：如生姜、大葱、大蒜、韭菜、芥子、胡椒、胡萝卜、香菜等。

（2）平性：如包菜、菜花、藕、山药、白萝卜、红薯、马铃薯、葫芦、南瓜、西红柿、蘑菇等。

（3）寒凉性：如芹菜、苋菜、菠菜、油菜、白菜、冬瓜、黄瓜、甜瓜、西瓜、苦瓜、竹笋、芋头、茄子等。

3. 果实类食物的四性

（1）温热性：如龙眼、荔枝、莲子、核桃、花生、栗子、乌梅、杨梅、樱桃、石榴、木瓜、橄榄、李子、橘子、桃等。

（2）平性：如大枣、苹果等。

（3）寒凉性：如梨、山楂、菱角、柚子、百合、香蕉、甘蔗、柿子等。

4. 肉蛋奶类食物的四性

（1）温热性：如羊肉、狗肉、鹿肉等。

（2）平性：如猪肉、鹅肉、鸽肉、牛奶、鸡蛋等。

（3）寒凉性：如兔肉、鸭肉、鸭蛋等。

5. 水产类食物的四性

（1）温热性：如黄鳝、虾、草鱼等。

（2）平性：如鲤鱼、银鱼、大黄鱼、泥鳅等。

（3）寒凉性：如鳗鱼等。

（二）食物的五味（酸、苦、甘、辛、咸）

五味是中医用来解释、归纳中药药理作用和指导临床用药的理论根据之一。食物的五味也是解释、归纳食物效用和食物选用的重要依据。"医圣"张仲景曾经说过"所食之味，有与病相宜，有与身为害；若得宜则益体，害则成疾"。

1. 酸味食物的食疗作用

常用酸味食物有醋、西红柿、马齿苋、赤豆、橘子、橄榄、杏、枇杷、桃子、山楂、石榴、乌梅、荔枝、葡萄等。酸味食物有收敛、固涩的作用，可用于治疗出虚汗、泄泻、小便频多、滑精、咳嗽经久不止及各种出血病。如乌梅，生津止渴、敛肺止咳；山楂，健胃消食；木瓜，平肝和胃等。酸味固涩容易敛邪，因此，如感冒出汗、急性肠火泄泻、咳嗽初起，均当慎食。

2. 苦味食物的食疗作用

常用苦味食物有苦瓜、茶叶、杏仁、百合、白果、桃仁等。苦味食物有清热、泻火、燥湿、解毒的作用，可用于治疗热证、湿证。如苦瓜，清热、解毒、明目；杏仁，止咳平喘、润肠通便。苦味清火但不宜多吃，尤其脾胃虚弱者更宜慎用。

3. 辛味食物的食疗作用

常用辛味食物有姜、葱、大蒜、香菜、洋葱、芹菜、辣椒、花椒、茴香、豆豉、韭菜、酒等。辛味食物有发散、行气、行血等作用，可用于治疗感冒表证及寒凝疼痛病症。同是辛味食物，有属于热性的，也有属于寒性的。如生姜辛而热，适宜于风寒感冒病症；豆豉辛而寒，适宜于风热病症。但辛味食物大多发散，易伤津液，食用时要防止过量。

4. 甘味食物的食疗作用

常用甘味食物有莲藕、茄子、茭白、白萝卜、丝瓜、洋葱、笋、土豆、菠菜、荠菜、黄花菜、南瓜、芋头、白菜、芹菜、冬瓜、黄瓜、豇豆、肉桂、谷豆类、木耳、蘑菇、白薯、蜂蜜、银耳、乳、水果类、黑芝麻、莲子、核桃肉、桂圆肉、鲢鱼、鳗鱼、龟肉、鳖肉、鲤鱼、鲫鱼、田螺、鳝鱼、虾、羊肉、鸡肉、鹅肉、牛肉、鸭肉、麻雀、火腿、燕窝、枸杞、芡实、香菇等。

甘味食物有补益、和中、缓和拘急的作用，可用作治疗虚证。如表现为头晕目糊、懒于讲话、病倦乏力、脉虚无力之气虚证的，可选用牛肉、鸭肉、大枣等；如表现为身寒怕冷、蜷卧嗜睡之阳虚证的，可选用羊肉、虾等；如表现为虚寒腹痛、筋脉拘急的，可选用蜂蜜、大枣等。

5. 咸味食物的食疗作用

常用咸味食物有盐、海带、海藻、海参、海蜇等。咸味食物有软坚、散结、泻下、补益阴血的作用，可用于治疗瘰疬、痰核、痞块、热结便秘、阴血亏虚等病症。如食盐，可清热解毒、凉血；海参可补肾益精、养血润燥；海带可软坚化痰、利水泄热；海蜇，可清热润肠。但高血压、心脑血管病者少用。

"性"和"味"结合起来，才能准确分析食物的功效。同为甘味，有甘寒、甘凉、甘温之分，如白糖、红糖。同为温性，有辛温、甘温、苦温之分，如姜、葱、蒜。

（三）食物的性味和功效

1. 粮油类

（1）粳米：性味甘、平，可健身养胃、止渴、除烦。

（2）糯米：性味甘、微温，可暖脾胃、补中益气、缩小便。

（3）小麦：性味甘、凉，可养心除烦、利尿止渴。

（4）玉米：性味甘、平，可调中和胃、降浊利尿。

（5）花生：性味甘、平，可润肺止咳、和胃、利尿、止血、催乳。

（6）麻油：性味甘、凉，可润燥滑利通便、解毒生肌。

（7）花生油：性味甘、平，可滑肠下积。

2. 豆类

（1）黄豆：性味甘、平，可健脾益气、补养气血。

（2）绿豆：性味甘、凉，可清热解毒除烦、消暑、生津止渴、利水消肿。

（3）豌豆：性味甘、平，可益气和中、解疮毒、利小便。

（4）赤豆：性味甘、酸、平，可除热毒、消胀满、利小便、通乳。

（5）蚕豆：性味甘、平，可健脾胃、和脏腑、止血、解毒。

3. 蔬菜类

（1）姜：性味辛、微温，可发汗解表、温中止呕、健胃进食、解毒祛痰。

（2）蒜：性味辛、热（温），可抗菌、消炎、解毒、健胃、温阳散寒、活血散痈。

（3）葱：性味辛、温，可发表解肌、利肺通阳、温暖脾胃。

（4）辣椒：性味辛、热，可温中散寒、开胃除湿。

（5）白菜：性味甘、凉，可清热除烦、解渴利尿、通利肠胃。

（6）白萝卜：性味辛、甘、凉，可消食顺气、醒酒化痰、润肺止渴、解毒、散瘀、利尿。

（7）芹菜：性味甘、凉，可平肝清热、祛风利湿。

（8）菠菜：性味甘、凉，可敛阴润燥、调中养血。

（9）韭菜：性味辛、温，可温中下气、行血除湿、补肾壮阳。

（10）莲藕：性味甘、涩、寒，生者可清热生津、凉血散瘀止血，熟者可健脾开胃、补血止泻固精。

4. 肉类

（1）猪肉：性味甘、咸、平，可补益气血、养阴润燥。

（2）牛肉：性味甘、平，可补脾胃、养五脏、益气血、强筋骨。

（3）鸡肉：性味甘、温，可补血、养五脏、强筋骨、润肌肤、填精髓。

（4）鸭肉；性味甘、微寒，可滋阴补虚、养血健身。

5. 水产

（1）鲫鱼：性味甘、平，可补益气血、除湿利水。

（2）虾：性味甘、咸、温，可补肾壮阳、强腰膝、下乳汁、益气血、开胃化痰。

（3）蟹：性味咸、寒，可清热解毒、舒筋活络、益气养血。

（四）推荐食疗

1. 鱼香肉丝（凉血补血）

（1）原料：猪腿肉、冬笋、水发黑木耳、泡红辣椒、葱花、蒜粒、姜等。

（2）功效：猪肉有补肾养血、滋阴润燥的功效。冬笋味甘、性寒，有清热化痰、和中润肠的功效。黑木耳味甘，性平，有凉血止血的功效。体虚、腰酸腿软、产后血虚、肾虚精亏、口干便秘者宜食。

（3）特别提示：有外感病、湿热痰盛者不宜食猪肉；黑木耳性滑利肠，脾虚肠滑者不宜食用。

2. 宫保鸡丁（润肺止咳）

（1）原料：鸡脯肉、油炸花生米、干红辣椒、绍酒、花椒、葱、姜片、蒜片等。

（2）功效：鸡肉味甘、性温，有温中益气、添精益髓等功效。凡虚劳羸瘦、食少、泄泻、下痢、小便频数、病后产后虚弱者宜作为食疗滋补品。花生米味甘、性平，有醒脾和胃、润肺止咳的功效。血虚、脾虚、肌肤干燥、体弱者宜食之。

（3）特别提示：热性体质及肠滑便泄者不宜食用。

3. 蜂蜜西红柿（抗衰延年）

（1）原料：西红柿2个，蜂蜜20 g。

（2）功效：西红柿有生津止渴、健胃消食的功效。蜂蜜为滋补养生佳品，甘而平和，日常食之可补益五脏、养心安神，抗衰延年，强壮身体。

（3）特别提示：蜂蜜不宜与葱、莴笋同食。蜂蜜为大甘之品，故温热痰盛、呕吐便溏者不宜食用。

4. 菠萝炒牛肉（夏日厌食）

（1）原料：牛肉、菠萝、姜片、蒜茸等。

（2）功效：菠萝具有生津止渴、利小便的功效，对于胃阴不足，烦渴口干，呕逆少食，小便不利者更为适宜。牛肉具有补脾胃、益气血的功用，适合脾胃气虚、虚羸少气、自汗乏力者食用。

（3）特别提示：平素燥热者少食。

复习参考题

一、名词解释

保健食品　营养素补充剂　肠内营养　肠外营养

二、简答题

1. 简述保健食品必须具备的基本特征。

2. 简述常用试验膳食的种类。

3. 简述强化食品的目的。

4. 简述肠外营养制剂的基本要求。

三、论述题

1. 试述如何根据老年患者的情况选择不同的治疗膳食。

2. 谈谈何为食物的四性和五味。

（王　丹　张英城）

第 **4** 章

营养相关的老年健康问题

　　科学研究表明，天然食物中含有多种有益于人体健康的营养素和天然活性物质，正确搭配食物，开展合理的营养治疗，可以避免许多营养相关的老年健康问题，预防老年人的各种常见慢性非传染性疾病，如高血压、糖尿病、冠心病、胃肠道疾病等。所以，老年人应该学会正确、合理地选择食物。

第 1 节　冠心病

学习指导

1. 掌握老年冠心病患者的营养防治方法。
2. 熟悉影响冠心病的危险因素和食物宜忌。
3. 了解营养护理，能够为老年冠心病患者提出合理的膳食建议。

　　2012年疾病报告指出我国心血管病患者为2.9亿，每10个成年人中有2人患心血管病，其中冠心病死亡率占心血管病的10%～20%。冠心病是老年人最常见的一种心血管病，根据世界卫生组织2011年公布的资料，中国的冠心病死亡人数位于世界第二位。冠心病已经成为危害国人健康、增加家庭和社会经济负担的主要慢性病。

　　冠心病是一种严重危害人类健康的疾病，在工业化国家占全部死亡人数的1/3左右，在一些发展中国家冠心病的危险因素也在升高，发病率和死亡率逐渐增加。近10年来我国冠心病死亡率继续呈上升趋势，冠心病危险因素在增加，如经济增长、生活方式变化、高血压、血脂水平、吸烟、膳食变迁、人群中超重和肥胖比例增加、精神压力等，都是促使我国冠心病发病增加的病因基础。

一、概述

冠状动脉粥样硬化性心脏病是指由于冠状动脉硬化使管腔狭窄或阻塞导致心肌缺血、缺氧而引起的心脏病，和冠状动脉功能性改变一起统称为冠状动脉性心脏病，简称冠心病。动脉粥样硬化是指早期动脉内膜有局限的损伤后，血液中的脂质在内膜上沉积，进而内膜纤维结缔组织增生，引起内膜局部增厚或隆起，形成斑块，以后在这许许多多的斑块下面发生坏死、崩溃、软化，看上去动脉内膜表面就像附着一层米粥的样子，故将其称为粥样硬化。

二、冠心病的危险因素

（一）性别和年龄

研究表明，男性45岁和女性55岁以后，易患冠心病。60岁以下男性冠心病发生率较女性高2倍多，但在心血管病的死亡率中，女性比男性高。同时，高血压、高脂血症和糖尿病等许多危险因素都会随着年龄的增加而增加冠心病的患病率。

（二）遗传

一般来说，直系亲属中男性小于55岁、女性小于65岁患冠心病的，遗传因素影响较大。但65岁以后患病的，影响就不是很大。

（三）糖尿病

患糖尿病的老年人会出现代谢异常，使冠心病的发病风险加大。有研究显示，冠心病的危险性与血糖水平相关，约有80%的糖尿病患者死于心血管疾病。

（四）高血压

国外有研究表明，高血压患者患冠心病的概率比正常血压者高2倍。收缩压每升高10 mmHg或舒张压每升高5 mmHg，9年内患冠心病猝死或心肌梗死的概率会增加20%以上。

（五）肥胖

超重及肥胖是冠心病的主要危险因素，高脂肪、高热量的饮食和运动量急剧减少，是老年肥胖患者急剧增多的主要原因。

（六）高胆固醇血症和高甘油三酯血症

老年人总胆固醇和甘油三酯水平越高，冠心病的发病越早、发病率越高。多项临床试验都表明，降低胆固醇可以有效地减少心脏病的发生，降低冠心病患者的死亡率。

（七）吸烟

老年人开始吸烟的年龄越早、吸烟量越大，患冠心病的概率越大，冠状动脉病变越严重。研究表明，吸烟是心脏猝死最主要的危险因素，心血管疾病中有1/5左右的患者死于吸烟。由于吸烟者血液中一氧化碳血红蛋白的含量增多，血液中的含氧量降低，导致动脉内膜缺氧、动脉壁内脂质沉积，这会加速动脉粥样硬化的形成。

从以上因素看，冠心病的发病与饮食因素密切相关，注意合理饮食是防止冠心病的重要措施之一。

三、营养防治

老年人控制冠心病的关键在于预防，除了药物治疗、加强运动等措施外，多数人可通过改变不良饮食习惯、膳食结构使血脂降低，达到缓解和治疗冠心病的目的。

（一）控制热量

饮食能量摄入过多，可引起单纯性肥胖，肥胖者血清胆固醇合成增高。限制热能，体重下降，血清胆固醇和甘油三酯也显著下降。同时，热能分配对血清胆固醇有影响，如把全天热能过多地集中于某一餐，可使高脂血症发病率增高。对于高脂血症患者，脂肪比例应降至16%；而高三酰甘油血症患者，碳水化合物应该控制在55%左右。

注意能量的适宜比例，以维持理想体重为宜。增加能量供给的同时应加大活动量，这样对机体无任何影响，不会导致血脂和胆固醇升高。

所以，体重超重的老年人应尽量减重，通过饮食调节（后面章节有具体方法）、限制热量和适量运动相结合，使体重保持在正常范围。患有冠心病的老年人要注意三餐有规律，不要过饥或过饱，做到食物品种丰富多样、营养平衡。

（二）适宜的脂肪比例

饮食脂肪的质与量对血脂水平均有影响。流行病学调查结果显示，饮食脂肪摄入总量与动脉粥样硬化症发病率呈明显正相关，是影响血中胆固醇浓度的主要因素，摄入脂肪占总热能40％以上的地区，居民动脉粥样硬化发病率明显升高。

但饮食脂肪的质比量对动脉粥样硬化发病率影响更大。如丹麦人摄入脂肪140 g/d，英国人、美国人为120 g/d，而冠心病发病率却是前者低于后者，原因是丹麦人饮食中动物脂肪较少，而英国人、美国人每天摄入动物脂肪可达100 g，从这可以看出，脂肪的质比量对冠心病发病影响更大。

主要致粥样硬化的脂蛋白是低密度脂蛋白（LDL），血清LDL升高与发生冠心病的危险性呈正相关，因此，要限制饱和脂肪酸的摄入，它有升高胆固醇的作用；要选用多不饱和脂肪酸摄入，它有促进胆固醇分解而降低血清胆固醇的作用。冠心病的治疗膳食应是低脂肪膳食，要减少饱和脂肪酸摄入量，预防冠心病的膳食P/S（不饱和脂肪酸与饱和脂肪酸的比值）应大于1，治疗膳食应大于2。

1. 亚油酸

亚油酸是人体每天必须从食物中获得的多不饱和脂肪酸，是合成具有重要生理活性物质的原料，可降低血清胆固醇浓度和抑制血凝，防止动脉粥样硬化的形成。含亚油酸丰富的食物是植物油，如大豆油、芝麻油、玉米油等。

2. 磷脂

在肝内合成，以结合蛋白的形式在血液中运输，卵磷脂是血浆的主要成分。卵磷脂使胆固醇酯化形成胆固醇酯，当酯化作用增强时，胆固醇不易在血管壁沉积，或使血管壁的胆固醇转入血浆而排出体外。比如大豆卵磷脂就可以有效地降低血清胆固醇浓度，能防止动脉粥样硬化。

3. 胆固醇

禁用所有高胆固醇食物，如动物脑和内脏、鱼子、蟹黄等。胆固醇的摄入量，预防膳食小于300 mg/d，治疗膳食小于200 mg/d。

（三）选用多糖类碳水化合物

碳水化合物可引起高脂血症，高脂血症可分为脂肪性和碳水化合物性高脂血症。肝脏能利用游离脂肪酸和碳水化合物合成极低密度脂蛋白（VLDL），故碳水化合物摄入过多，同样会使血三酯甘油增高。碳水化合物过多可致肥胖，而肥胖也是高脂血症易发因素。

碳水化合物摄入的种类与冠心病有关，若以淀粉为主，肝和血清三酰甘油含量都比给予葡萄糖或果糖时低，给予蔗糖同样也有类似现象，所以膳食以选用复杂的多糖类碳水化合物为宜。

（四）合理利用蛋白质

蛋白质是维持心脏必需的营养物质，可以增强机体抵抗力。深海鱼类、低脂奶制品等动物蛋白和大豆蛋白等植物蛋白可以降低多种冠心病的发生。

植物蛋白，尤其是大豆蛋白，有降低血胆固醇和预防动脉粥样硬化的作用；用大豆蛋白替代动物蛋白，可使血胆固醇下降19%左右。大豆蛋白质既含有丰富的氨基酸，还含有较高的植物固醇，有利于胆酸排出，减少胆固醇的合成；其中含有的磷脂还对胆固醇的转运有帮助作用。

流行病学调查资料显示，欧美人冠心病的发病率高，日本人冠心病的发病率很低，因纽特人几乎很少有患心脏病，这是因为欧美人平均吃鱼20 g/d、日本人吃鱼100 g/d，而因纽特人吃鱼300～400 g/d。由此可见，多吃鱼有益于冠心病的防治。但供给其他类动物蛋白质越多，动脉粥样硬化形成所需要的时间就越短，且病变越严重。动物蛋白质升高血胆固醇的作用比植物蛋白质明显得多。

（五）膳食纤维

膳食纤维可缩短食物通过小肠的时间，减少胆固醇的吸收；在肠道与胆酸形成络合物，减少胆酸重吸收。高纤维饮食可使血浆胆固醇降低，因为高纤维可使胆固醇绝大部分转变成胆酸，少量进入血循环；而低纤维素时仅少量胆固醇变成胆酸，绝大部分进入血液，使血清胆固醇增高。所以，应多食用膳食纤维丰富的食物，如粗粮、薯类、根茎类蔬菜等。

（六）供给充足的维生素和矿物质

老年人多吃蔬菜和水果对心脏大有益处，其中不仅含有丰富的维生素和膳食纤维，可溶性纤维素还有降血脂和保护血管的作用。研究也表明，某些矿物质失调，也会引发心血管疾病。此外，如老年人多吃富含镁、钙、铬、硒等元素的食物，可以预防冠心病。

1. 维生素C

维生素C可降低血中胆固醇水平，由于胆固醇代谢过程中需要维生素C参与，如缺乏，则胆固醇会在血中堆积，引起动脉粥样硬化。维生素C能增加血管韧性，使血管弹性增强、脆性减少，可预防出血。生物黄酮类有类似维生素C的功能，能保护维生素C和防止其降解。

2. 维生素E

维生素E对心脏及血管的作用机理较复杂，最重要的生理功能是抗氧化作用。防止多不饱和脂肪酸氧化，有助于维持细胞膜的完整性，提高氧利用率，使机体对缺氧耐受力增高，增强心肌对应激的适应能力。维生素E还能抗凝血、增强免疫力、改善末梢循环，防止动脉粥样硬化。

3. 维生素B_1

维生素B_1缺乏使心肌代谢发生障碍，严重可导致心力衰竭，出现心脏病临床症状。维生素B_1供给要充足，能量供给越多，碳水化合物和蛋白质比例越高，则维生素B_1需要量也越大。

4. 维生素B_6

维生素B_6与亚油酸同时应用能降低血脂，因维生素B_6能促进亚油酸转变成花生四烯酸，花生四烯酸则可使胆固醇氧化为胆酸。

5. 钙

钙含量增加，可以预防高胆固醇血症；而缺乏时，血胆固醇和甘油三酯均会升高。

6. 镁

镁具有降低血胆固醇含量的作用，可以影响血脂代谢和血栓形成。当增加膳食中镁的摄入，高血压和高胆固醇血症等症状都能得到缓解。玉米、豆类及其制品、枸杞等食物含镁非常丰富。

7. 铬

铬能提高高密度脂蛋白浓度，降低血清胆固醇浓度。缺铬会使脂质代谢紊乱，出现高脂血症，容易诱发动脉硬化及冠心病。含铬丰富的食物主要有酵母、牛肉、动物肝脏、全谷类食物。

8. 锌铜比值

锌过多或铜过低都会导致血清胆固醇含量增加，锌铜比值高时，血清胆固醇也增高，流行病学调查发现冠心病发病率高的国家，其锌铜比值也高。

9. 硒

硒能够预防动脉粥样硬化、降低血液黏稠度、增加冠脉血流量、减少心肌的损伤程度。含硒较多的食物有牡蛎、海虾、贝类等。

（七）葱、蒜挥发油

洋葱、大蒜有预防冠心病的作用，能防止血清胆固醇增高或降低血液凝固性，预防血栓的形成。我国北方人比南方人爱吃生蒜，所以患冠心病的老年人相对要少。

（八）戒烟限酒、适量饮茶

老年冠心病患者必须戒烟，吸烟会导致烟碱吸收，引起心率加快、血管收缩、血压升高。大量饮酒会引起甘油三酯增高，酒精能促进脂肪肝生成，刺激VLDL合成，引起脂肪肝和高甘油三酯血症；但适量饮酒可降低动脉粥样硬化的发病率。所以，老年人可以适度饮用少量优质白酒，但当合并高脂血症时，应尽量避免饮酒。

适量饮淡茶可以防治冠心病，原因如下：

（1）茶多酚：可改善微血管壁的渗透性，有效增强心肌和血管壁的弹性和抵抗力，减轻动脉粥样硬化的程度。

（2）红茶：含类黄酮最丰富，预防冠心病效果最好。

（3）咖啡因和茶碱：可兴奋心脏，扩张冠状动脉，增强心肌功能。

（九）切忌过饱

心脏功能不好的老年人，经常在饱餐后，由于心血输出量过多加重心脏负担，还会使迷走神经高度兴奋，导致冠状动脉持续性痉挛和收缩，容易诱发急性心肌梗死。患有严重冠心病的老年人，应尽量做到少量多餐，多吃容易消化的食物，还要避免精神紧张、情绪波动、便秘、剧烈的体力活动等。

四、食物选择

（一）宜用食物

（1）富含优质植物蛋白的豆类及其制品。

（2）富含膳食纤维的粗粮，如玉米、小米、高粱等。

（3）富含维生素、矿物质及膳食纤维的新鲜蔬菜、水果。

（4）富含优质蛋白质及不饱和脂肪酸的鱼类。

（5）富含特殊成分，有降脂、降压作用的海带、香菇、木耳、洋葱、大蒜等。

（二）忌（少）用食物

（1）动物油脂及油炸食品，如肥猪肉、炸鸡腿等。

（2）过咸、过甜的食品及酒，如咸菜、大酱、糖、蜂蜜。

（3）含胆固醇高的食物，如猪皮、带皮蹄膀、动物内脏、鱼子、蟹黄、全脂奶粉等。

五、推荐食谱

冠心病患者推荐一日食谱见表4-1。

表4-1　冠心病患者一日食谱

餐　次	食物和用量
早餐	脱脂牛奶（200 mL），大米燕麦粥（大米30 g，燕麦10 g），红枣馒头（50 g）
午餐	二米饭（大米75 g，小米50 g），清蒸鲈鱼（150 g），蒜泥海带丝（海带丝100 g，蒜10 g），白菜木耳（白菜100 g，木耳10 g），香蕉（100 g）
晚餐	金银卷（富强粉50 g，玉米面50 g），肉末豆腐（猪瘦肉50 g，豆腐50 g），西红柿冬瓜汤（西红柿50 g，冬瓜100 g），凉拌土豆丝（土豆100 g），苹果（100 g），全日烹调植物油20 mL、盐3～5 g

复习参考题

一、名词解释

冠心病

二、简答题

简述与冠心病相关的危险因素。

三、论述题

1. 试述如何对老年冠心病患者开展营养防治。

2. 根据食物宜忌给老年冠心病患者推荐一日食谱。

第 2 节　高血压

学习指导

1. 掌握老年高血压患者的营养防治方法。

2. 熟悉老年高血压患者食谱编制的基本原则和食物宜忌。

3. 了解临床表现，能够为老年高血压患者提出合理的膳食建议。

高血压是全世界流行最广的心血管疾病，是严重威胁老年人健康的慢性疾病之一。在我国，高血压患者人数估计已达 1 亿左右，存在"三高三低"的特点，即患病率高、致残率高、死亡率高和知晓率低、服药率低、控制率低。高血压不仅能使老年人的心、脑等重要器官受损，而且还是动脉粥样硬化的危险因素，已经成为心血管疾病防治工作的重点。

一、概述

高血压是指在未用抗高血压药的情况下，收缩压大于等于140 mmHg和（或）舒张压大于等于90 mmHg。老年人连续3次、不在同一天正规测定血压都超过标准，应及时到医院就诊。

高血压流行的一般规律包括：

（1）高血压患病率随年龄增长而增加。

（2）有性别差异，女性更年期前患病率低于男性，而更年期后高于男性。

（3）存在地理分布差异，一般规律是寒冷地区高于温暖地区，高海拔地区高于低海拔地区。

（4）同一人群有季节差异，冬季患病率高于夏季。

（5）与饮食习惯密切相关，盐、饱和脂肪酸摄入越高，平均血压水平越高，经常大量饮酒人群血压水平高于不饮或少饮人群。

（6）高血压有一定的遗传基础，直系亲属血压有明显的相关性。

（7）患病率与人群肥胖程度、精神压力呈正相关，与体力活动水平呈负相关。

二、临床表现

高血压起病比较缓慢，早期多无症状，一般在体检时偶然发现血压升高，部分患者可出现头痛、头晕、耳鸣、失眠、注意力不集中等症状，但症状与血压水平未必一致。随着病程进展，血压持久升高，最终将引起心、脑、肾等重要器官损害。高血压还是动脉粥样硬化的危险因素，死亡率和致残率都很高。

三、营养防治

高血压是一种不能根治的疾病，一旦患上高血压往往需要终身服药，但很多药物都有毒副作用，所以高血压的预防受到重视。研究证明，许多营养素如钠、钾、脂肪、胆固醇、蛋白质、维生素等都与高血压的发病有关，对高血压的防治意义重大。高血压患者在服药的同时进行饮食调节，可以减少服药量。在发达国家，高血压的营养治疗已成为人们关注的热点。

（一）控制体重，限制能量

体重与血压、体重变化与血压变化之间的强相关表明，超重者减重和避免肥胖都是防治高血压的关键策略。对患有中度高血压的人来说，降低体重是降低血压的一种有效治疗方法，向心性肥胖患者更易患高血压。因此，老年人应使体重维持在一个正常范围内，控制每天总能量的摄入。

（二）减少钠盐摄入量

人群普查和动物试验都证明，食盐的摄入量与高血压的发生密切相关，世界卫生组织在预防高血压措施中建议每人每天摄盐量应控制在6 g以下。我国膳食中约80%的钠来自烹调或含盐高的调味品，当人体摄入含钠高的食物时，对钠的吸收会增加，这会使血容量增加，并加重肾脏负担，导致高血压，还会引起水肿。因此，限盐就是要减少烹调用盐，少吃腌制品，包括食盐、酱油、味精、咸菜、咸鱼、咸肉、酱菜等。凡有轻度高血压或有家族史的老年人，每天食盐摄入量最好在5 g以下，中度以上高血压每天食盐摄取量以1～2 g为宜。

（三）补充适量优质蛋白质

低脂的动物性蛋白质能有效地改善一些危险因素。大豆蛋白具有显著降低血浆胆固醇水平的作用。此外，动物性和大豆蛋白质食品还含有许多生物活性成分，可以提供降低胆固醇以外的保护作用。

（四）减少脂肪和胆固醇摄入量

脂肪产生的能量高，高脂肪膳食可引起肥胖和高血压。膳食脂肪的"质"比"量"对血脂水平的营养更大，动物脂肪含饱和脂肪酸，可升高血胆固醇，与血栓形成有关，而多不饱和脂肪酸通过前列腺素的作用使血压下降。

当膳食中多不饱和脂肪酸与饱和脂肪酸之比（P/S）为1或大于1时，降血压的效果更好。脂肪占总热量的25%以下，选用植物油，P/S值应为1～1.5，胆固醇小于300 mg/d。

（五）保证足量的维生素

大剂量维生素C可使胆固醇氧化为胆酸排出体外，从而改善心脏功能和血液循环，多食用此类新鲜蔬菜和水果，有助于高血压的防治。

（六）注意补充矿物质和微量元素

钾可以减少体内钠的不良作用，能阻止过多食盐引起的血压升高，对轻型高血压具有调节作用。同时，增加钾的摄入量有利于水和钠的排出，对防治高血压有一定的好处。蔬菜和水果是钾的最好来源，每100 g食物钾含量高于800 mg以上的食物有麸皮、赤豆、杏干、蚕豆、扁豆、冬菇、竹笋、紫菜等。

钙的摄入量与血压呈负相关，当摄入量不足时，细胞外的钙向细胞内流，促使平滑肌细胞收缩，阻力增加使血压上升；当摄入量增加时，则促使钙的排泄，可以降低血压。奶和奶制品是钙的主要来源，其含钙量丰富，吸收率也高，发酵的酸奶更有利于钙的吸收。同时，奶还是低钠食品，对降低血压更有好处。

（七）增加膳食纤维摄入量

素食者比肉食者有较低的血压，其降压的作用可能是由于水果、蔬菜富含膳食纤维、低脂肪的综合作用。此外，老年人在选择主食时，多选用全麦粉、糙米、玉米、燕麦等含纤维多的粗粮，促进肠蠕动，加速胆固醇排出，对防治高血压十分有效。

（八）戒烟限酒可饮茶

过量饮酒会增加患高血压的危险，而且饮酒可增加对降压药物的抗性。建议饮酒每天限制在2杯，女性应更少，青少年不应饮酒。中度和中度以上饮酒是高血压的致病因素之一，每天饮酒3～5杯以上的男性和2～3杯的女性尤其处于较高的危险之中。也有研究表明，轻度饮酒者比绝对戒酒者血压低。据推测，低剂量酒精是血管扩张剂，而较高剂量酒精则为血管收缩剂。

烟中的尼古丁会刺激心脏使心跳加快、血管收缩、血压升高，还可促使钙盐、胆固醇等在血管壁上沉积，加速动脉粥样硬化的形成。

茶叶中的茶碱有利尿降压作用，其中以绿茶最好。

（九）养成良好的饮食习惯和运动习惯

老年人吃饭应定时定量，避免长期素食、暴饮暴食、甜食、腌制品、油炸食品等。

此外，有规律的有氧运动可以预防高血压的发生，体力活动还有助于降低体重，可选择步行、慢跑、太极拳、门球、气功、舞蹈等项目。运动强度需因人而异，运动频率一般要求每周3～5次，每次持续20～60分钟即可。

四、食物选择

（一）宜用食物

1. 降压食物

如芹菜、胡萝卜、西红柿、黄瓜、木耳、海带等。

2. 降脂食物

如山楂、大蒜、蘑菇、木耳等。

3. 高钙食物

如奶类及其制品、豆类及其制品、鱼虾等。

4. 高维生素食物

如蔬菜、鲜枣、猕猴桃、苹果、柑橘等。

（二）忌（少）用食物

1. 高脂肪食物

如动物油脂、油炸食物（油条）等。

2. 高盐食物

如腌制食物等。

五、推荐食谱

食谱编制的基本原则如下：

（1）低盐饮食，全日膳食食盐总量控制在1～5 g，水肿明显者1 g/d，一般高血压5 g/d。

（2）能量一般1 500～2 000 kcal/d。

（3）脂肪摄入量小于25%，胆固醇限制在300 mg/d以下。

（4）增加植物蛋白含量。

（5）多吃水果和蔬菜。

老年高血压患者推荐一日食谱见表4-2。

表4-2 高血压患者一日食谱

餐　　次	食物和用量
早餐	低脂牛奶（200 mL），小米绿豆粥（小米30 g，绿豆10 g），麸皮面包（50 g），鸡蛋羹（鸡蛋50 g）
午餐	红豆米饭（大米125 g），清蒸鲈鱼（150 g），蒜泥海带丝（海带丝100 g，蒜10 g），白菜木耳（白菜100 g，木耳10 g），香蕉（100 g）
晚餐	金银卷（富强粉50 g，玉米面50 g），肉末豆腐（猪瘦肉50 g，豆腐50 g），西红柿冬瓜汤（西红柿50 g，冬瓜100 g），凉拌土豆丝（土豆100 g），苹果（100 g），全日烹调植物油20 mL、盐3～5 g

复习参考题

一、名词解释

高血压

二、简答题

1. 简述高血压的一般流行规律。

2. 简述高血压患者食谱编制的基本原则。

三、论述题

1. 试述如何对老年高血压患者开展营养防治。

2. 根据食物宜忌给老年高血压患者推荐一日食谱。

第 3 节　肥胖症

学习指导

1. 掌握老年肥胖患者的营养防治方法。

2. 熟悉肥胖发生的原因和肥胖的危害。

3. 了解常用的减肥食品，能够为老年肥胖患者提出合理的膳食建议。

　　肥胖是由于能量摄入大于能量消耗，体内多余能量转换成脂肪，并且堆积在人体内导致的。经研究证实，肥胖症患者面临死亡的风险比体重正常人群高50%以上，老年肥胖人群糖尿病、高血压、冠心病、痛风等常见疾病的发病率明显高于体重正常人群，世界卫生组织把肥胖症列为影响人类健康的十大主要威胁之一，肥胖已经成为严重的社会问题。

一、肥胖的判定标准

肥胖症是指体内脂肪堆积过多和（或）分布异常，体重增加，表现为脂肪组织与其他组织失去正常比例的一种状态。脂肪组织的主要成分脂肪细胞，分布于皮下、网膜等处，其中男性易堆积在腰部以上，女性易堆积在腹部、臀部和大腿处。可以采用以下几种方法判定肥胖：

1. 体质指数（BMI）

体质指数（BMI）=体重（kg）÷［身高（m）^{2}］

我国的判定标准为：BMI＜18.5为消瘦；BMI=18.5～23.9为正常；BMI=24～27.9为超重；BMI≥28为肥胖。

2. 理想体重

老年男性理想体重（kg）=［身高（cm）−100］×0.9；

老年女性理想体重（kg）=［身高（cm）−105］×0.92。

判定标准为：低于理想体重的20%以上为消瘦；低于理想体重的10%～20%为偏瘦；在理想体重的上下10%范围内为正常体重；超过理想体重10%～20%为超重；超过理想体重20%以上属于肥胖。

3. 腰臀比

即腰围和臀围的比值。判定标准为：当女性大于0.8、男性大于0.9时，就可判定为向心性肥胖。

俗话说"千金难买老来瘦"。很多老年人都认为到老了，瘦才是健康，所以故意限制自己的饮食，导致消瘦。

但老年人消瘦对健康非常不利，会导致对外界的抵抗力降低，容易生病。此外，消瘦与疾病、营养缺乏都密切相关，如果是由于营养不良造成的消瘦，机体还会出现许多营养不良导致的损伤；如果是由于疾病导致的消瘦，更易消耗机体的正常组织，使机体处于不健康状态。所以这句俗话是没有根据的。老年人应根据自己的身体状况，调整体重，确保健康。

二、肥胖产生的原因

（一）饮食因素

肥胖患者约有95%都是由于不良饮食习惯造成的，如多食、贪食、喜甜食、喜油煎炸食物、喜欢吃细软不含膳食纤维食物等，都容易引发肥胖。有的老年人平时喜欢进食大量食物、两餐之间好吃零食等，都会导致肥胖发生率高。

（二）遗传因素

单纯性肥胖患者多伴有家族史，常表现为自幼发胖，并伴有高脂血症或高脂蛋白血症。流行病学调查显示，父母一方肥胖，子女肥胖约占40%；父母双方肥胖，子女肥胖约占60%。

（三）内分泌因素

有研究发现，肥胖患者多数存在胰岛素不敏感和抵抗，为了满足糖代谢需要，胰岛素需要维持在高水平，会导致脂肪合成增加、分解减少，导致肥胖进一步发展。

（四）运动因素

运动是消耗热量的主要方式，以有氧代谢为特征的运动对降低体脂的效果最明显。运动量少，能量消耗降低，未消耗的能量会以脂肪储存起来，引起肥胖。

三、肥胖的危害

（一）高血压和冠心病

据报道，肥胖患者患高血压的风险是正常体重者的10倍，随着肥胖时间的延长患高血压的风险也会增加，特别是女性更加明显。如果体重下降，血压也会随着下降。

肥胖也是冠心病的独立危险因素，肥胖患者患冠心病的风险率是非肥胖者的1.5倍。体重超过标准，会引起心脏负担加重，促进冠心病发生心力衰竭。肥胖患者还喜欢吃油腻食品，其中的饱和脂肪酸会促进动脉粥样硬化的形成。

（二）糖尿病

肥胖患者脂肪组织对胰岛素不敏感，糖进入脂肪细胞膜时需要较多的胰岛素，所以脂肪越多，对胰岛素的要求就越多，最终导致糖尿病。

（三）癌症

有证据表明，肥胖老年妇女患卵巢癌、宫颈癌、乳腺癌的风险较大，肥胖男性患前列腺癌的风险较大，肠癌、胆囊癌、肾细胞癌的发病率也与肥胖呈正相关。

（四）胆囊炎、胆石症及脂肪肝

肥胖症患者的胆汁过饱和、胆囊收缩功能下降，胆汁酸中的胆固醇含量增多，超过胆汁中的溶解度，所以肥胖患者更容易患胆石症。胆石症可发生胆绞痛，感染时会出现急性或慢性胆囊炎。有研究表明，68%～94%的肥胖患者肝脏都有脂肪变性。

（五）睡眠呼吸暂停综合征

该病的表现是打鼾、睡眠质量差、低氧血症、在睡眠时出现阵发性呼吸暂停，醒后不能恢复精神，严重时容易发生低氧性心律失常，甚至导致死亡。调查表明，65%～75%的睡眠呼吸暂停综合征为肥胖患者。

四、营养防治

（一）限制能量摄入

以保证机体能从事正常的活动为原则，能量控制在800～1 000 kcal/d。能量限制应逐渐降低，避免骤然下降，还应适可而止。

（二）适当增加蛋白质供能比例

一方面，由于限制膳食能量的供给，不仅会促使体脂消耗的增加，还会造成机体组织蛋白的消耗，因此低能膳中的蛋白质比值必须予以提高；另一方面，蛋白质作为能源物质之一，摄入过多同样引起肥胖，同时还会导致肝、肾机能不可逆的损伤，所以低能膳中蛋白质的供给量不可过高。对于采用低能膳的肥胖者，其食物蛋白的供能量控制在膳食总能量的20%～30%为宜。

（三）限制碳水化合物

正常情况下，其供能比例为55%～65%。一方面，由于碳水化合物饱食感低，可引起食欲增加，而肥胖者又常有食欲亢进现象，若为其所提供的低能膳食中碳水化合物的比例仍按正常要求，甚至高于正常要求，那么，患者必将难以忍受；另一方面，为了防止酮病的出现和负氮平衡的加重，以及为了维护神经系统正常能量代谢的需要，对碳水化合物的限制又不可过分苛求。因此，既要降低其比例而又不可过分降低，其供能量以控制在膳食总能量的40%～55%为宜。

（四）限制脂肪

一方面，过多脂肪的摄入会引起酮病，这就要求在限制膳食能量供给的时候，必须将膳食脂肪的供给量也加以限制；另一方面，又因膳食脂肪具有较强的饱腻作用，能使食欲下降。为使膳食含能量较低而耐饿性又较强，又不可对膳食脂肪限制过分苛求。所以，肥胖者膳食脂肪的供能量以控制在占膳食总能量的20%～30%为妥，任何过高或过低的脂肪供给都是不可取的。

（五）限制低分子糖和饱和脂肪酸摄入

低分子糖类食品如蔗糖、麦芽糖、糖果、蜜饯等，饱和脂肪酸类食品如肥肉、猪牛羊油、椰子油、可可油等，往往都是一些能量密度高而营养成分含量少的食品，它们给机体提供的只是些"空白能量"，而这恰恰正是肥胖患者最为忌讳的。

（六）多摄入膳食纤维

膳食纤维可以延缓食物消化吸收的速度，易产生饱腹感，不会摄取过量，能够控制体重。高膳食纤维的食物包括粗粮、根茎类蔬菜和水果等。但对于老年人来说应该适量选择膳食纤维的摄入量，因其对消化系统要求较高。

（七）增加维生素和矿物质供应

蔬菜和水果中富含维生素和矿物质，含热量低，脂肪含量少，水分含量高，还有充饥作用，所以肥胖患者可多多食用、不用严格限制。

（八）培养良好饮食习惯和生活方式

宜采用蒸、煮、烧、烤等烹调方法，忌用油煎、油炸的方法。餐次以三餐或更多为好，有的老年人以为少吃一餐会变瘦，但这其实不利于减肥，因为这会让两餐的能量摄入更多，更容易肥胖。尤其是暴饮暴食、喜甜食、喜饮含糖饮料、进食速度快、喜食零食等习惯，更易引起肥胖。还有必须低盐饮食，吃过多的盐会引起口渴，并刺激食欲、增加体重，不利于肥胖症的治疗。

戒烟酒，因为酒可为机体提供大量的能量，烟可影响机体代谢。进行适量运动，肥胖老年人适用的运动类型主要有长距离步行、慢跑、骑自行车、游泳。条件不许可的老年人可用拉力器帮助运动，还可做一些伸展运动。运动的时间与频率建议为每天30～45分钟，每周5次。为达到一定的运动量同时保持自身健康，老年人可根据心率水平来调整自己的运动强度与运动时间，一般建议运动时达到的心率为120次/分。

五、减肥食品

（一）红薯

红薯产生的热量只有同等质量大米的1/3，富含膳食纤维，几乎不含胆固醇和脂肪，饱腹感强，是理想的减肥食品。

（二）木耳

木耳富含膳食纤维和植物胶质，能促进胃肠蠕动，减少脂肪的吸收，加速脂肪食物的排泄，具有减肥功效。

（三）冬瓜、黄瓜

两者完全不含脂肪，含钠量很低，有利尿除湿的功效，能去除身体多余脂肪和水分。冬瓜还含有一种叫丙醇二酸的物质，它能抑制糖类物质转化为脂肪成分，防止人体内脂肪堆积。

（四）山药

山药含有的黏液蛋白可减少皮下脂肪沉积，避免肥胖，不仅减肥，还有健美功效。

（五）土豆

土豆既可当作主食也可作为蔬菜，产生的热量较低，基本不含脂肪，含有丰富的膳食纤维，易产生饱腹感，是世界性的减肥食品。

（六）白萝卜

白萝卜含有芥子油等物质，产生热量较少，不易形成脂肪在皮下堆积。

六、推荐食谱

老年肥胖患者推荐一日食谱见表4-3。

表4-3　肥胖症患者一日食谱

餐　　次	食物和用量
早餐	脱脂酸奶（200 mL），麦麸面包（富强粉75 g），拌黄瓜丝（黄瓜50 g）
午餐	二米饭（大米50 g，小米25 g），素炒菠菜（菠菜100 g），银芽鸡丝（绿豆芽100 g，鸡肉丝50 g），拌萝卜丝（白萝卜50 g），苹果（150 g）
晚餐	荞麦面条（荞麦100 g），木耳炒鸡蛋（木耳50 g，鸡蛋50 g），豆腐烩油菜心（豆腐50 g，油菜心100 g），全日烹调植物油20 mL、盐3～5 g

复习参考题

一、名词解释

腰臀比　BMI

二、简答题

1. 简述肥胖的判定标准。

2. 简述肥胖的危害。

三、论述题

试述如何对老年肥胖患者开展营养防治。

第 4 节　糖尿病

学习指导

1. 掌握老年糖尿病患者的营养防治方法。
2. 熟悉糖尿病患者的代谢变化和危险因素。
3. 了解推荐食物，能够为老年糖尿病患者提出合理的膳食建议。

随着经济水平的发展和人们生活方式的改变，老年糖尿病患者数量迅速增加，已成为许多国家的常见病和多发病，死亡率上升为第三位。预测到2025年，全球糖尿病患者的数量将接近3亿。

一、概述

糖尿病是一种常见的内分泌代谢性疾病。其基本病理生理改变是由于胰岛素绝对或相对不足，引起人体内糖、脂肪、蛋白质代谢紊乱以及继发的维生素、水、电解质代谢紊乱。患者出现多尿、多饮、多食、消瘦等症状，严重时可发生酮症酸中毒。常见的并发症有急性感染、肺结核、动脉硬化、肾病、视网膜等微血管病变以及神经病变等。糖尿病控制不佳的患者会造成残废或危及生命，是一种终身疾病，无特效药根治。

其危险因素包括：

1. 饮食因素

能量、脂肪、糖类摄入量过多，膳食纤维、维生素、矿物质摄入量过少。

2. 生理病理因素

肥胖与糖尿病发病有明显关系，是引发糖尿病的重要因素，肥胖的程度与糖尿病的发生呈正相关，60%～80%的糖尿病患者在发病前患有肥胖。有过妊娠糖尿病和分娩过巨大胎儿的妇女易患糖尿病。

3. 社会环境因素

轻体力和脑力劳动者糖尿病的发病率远高于重体力劳动者，因为体力活动可增加机体组织对胰岛素的敏感性，改善糖和脂肪代谢。

4. 遗传因素

遗传学家们普遍认为糖尿病属于复杂遗传病，即多种基因和环境因素参与了其致病过程。调查发现，在2型糖尿病患者中，25%～50%都有糖尿病的家族史。

二、代谢变化

（一）碳水化合物代谢紊乱

当胰岛素不足时，葡萄糖利用减少，即葡萄糖进入细胞减少、糖原合成减少、糖酵解减少等；肝糖输出增多，即肝中糖原异声增强、糖原分解增多。其结果导致高血糖，继而引起糖尿、高血浆渗透压和乳酸中毒。

（二）脂肪代谢紊乱

早期轻症患者由于多食而肥胖，以后由于磷酸戊糖通路减弱、脂肪合成减少，患者多消瘦。脂类代谢紊乱还可引起胆固醇合成旺盛而形成高胆固醇血症，常伴有高脂血症和高脂蛋白血症，这是糖尿病患者动脉粥样硬化并发症的重要基础。

（三）蛋白质代谢紊乱

为弥补碳水化合物代谢失常所致的能量不足，肌肉及肝中蛋白质合成减少而分解增多，呈负氮平衡。长期处于此种状态，患者易出现消瘦、乏力、抵抗力减弱、易感染、伤口不易愈合等症状。

（四）水、电解质和维生素代谢紊乱

糖尿、酮尿引起多尿症；蛋白质分解产生的大量酸性代谢产物如磷酸、硫酸和其他有机酸，排出时要损失大量水分及钠、钾等离子；酮症时又因厌食、恶心、呕吐而摄入水、电解质及维生素的量减少。由于代谢的相对旺盛和损失过多，常有维生素缺乏，特别是与能量代谢有关的B族维生素，更为明显。

三、营养防治

在人体每天摄入的食物中，蛋白质、脂肪和碳水化合物三大产能营养素产生能量，碳水化合物被消化吸收后主要产生葡萄糖，蛋白质、脂肪也可以转化成葡萄糖，对血糖有直接影响，总能量高必定会造成血糖升高。所以，糖尿病患者必须进行合理的饮食调配。尤其是部分轻型糖尿病患者，单纯控制饮食就可以改善病情。

老年糖尿病患者营养防治的目的是控制高血糖、纠正代谢紊乱、消除糖尿病症状、防止或延缓并发症、提高生活质量，具体原则如下。

（一）控制总能量，维持标准体重

肥胖者脂肪细胞增多、变大，对胰岛素敏感性降低；消瘦者对疾病的抵抗力降低，影响健康。所以糖尿病患者应控制能量，将体重维持在标准范围内。

（二）适量的碳水化合物

有人认为糖尿病患者必须严格控制碳水化合物的摄入，避免血糖升高。但葡萄糖是体内能量的主要来源，如果不吃主食，葡萄糖来源缺乏，机体就需要动用脂肪释放能量，脂肪分解脂肪酸过多，会伴有酮体生成，经肾脏排泄出现酮尿。所以说，无论是正常人还是糖尿病患者，碳水化合物的产热量都应控制在55%～65％，主食的摄入量在250～300 g，伴有肥胖症患者也不应少于150 g。米、面、薯类、粉条等含淀粉高的食物在总热能比不提高的情况下可任意选食。烹调及食品加工时以低热能的糖精、野菊苷等甜味剂代替糖类。

食物中的碳水化合物种类与数量对血糖的高低及上升的速度都有明显的影响，糖尿病患者在摄入碳水化合物的时候要考虑食物的血糖指数（GI）。

低血糖指数的食物（GI＜55，以葡萄糖数量是100为基数），能够使血糖缓慢但有规律地升高。糖分在肌体内扩散的速度是逐步的、渐进的，因而能够保证持续的能量供给。

高血糖指数的食物（GI＞70）会引起血糖急剧地大幅度升高，这种能量供应只能维持较短的时间，身体很快又会感到饥饿乏力。

加工越精细、加工温度越高的食物GI越高，高GI食物还会导致胰岛素大量分泌。位于55～70的GI被称为血糖指数适度。各种食物血糖指数见表4-4和表4-5。

表4-4　血糖指数大于55的食物

食物	血糖指数（GI）	食物	血糖指数（GI）
大米饭	80.2	西瓜	72.0
馒头（富强粉）	88.1	菠萝	66.0
面条	81.6	甜菜	64.0
蜂蜜	73.0	胡萝卜	71.0
葡萄糖	100.0	全麦面包	69.0
麦芽糖	105.0	白面包	87.9
红薯	76.7	马铃薯	62.0

表4-5　血糖指数小于55的食物

食物	血糖指数（GI）	食物	血糖指数（GI）
黑米饭	55.0	葡萄	43.0
荞麦面馒头	6.7	苹果	36.0
果糖	23.0	豆腐	31.9
乳糖	46.0	牛奶	27.6
樱桃	22.0	青椒	8.1
柚子	25.0	黄豆	18.0
梨	36.0	猕猴桃	52.0

　　糖尿病饮食烹调原则应为不加糖、不用糖醋的烹调法，葱、姜、蒜等调料不加以限制。如患者想吃甜味食品，可用木糖醇、糖精或甜叶菊酯调味，这些甜味剂不供给热能、不含营养素，而且甜味很强，是蔗糖的300～500倍。

（三）限制脂肪摄入

限制脂肪摄入可以防止或延缓心脑血管并发症。脂肪产生热量占总热量的20%～25%，摄入量小于60 g/d。由于动物性脂肪摄入过多会引起动脉硬化，所以应限制饱和脂肪酸如猪油、牛油、奶油等的摄入。膳食中多不饱和脂肪酸与饱和脂肪酸之比（P/S）应为1～1.5。

老年糖尿病患者还应适当控制胆固醇，减少心血管并发症，食物中胆固醇量小于300 mg/d，动物内脏、鱼子、蛋黄等胆固醇含量较多的食物应适当控制。

（四）保证优质蛋白质供给

糖尿病患者蛋白消耗量大，尿丢失蛋白多，肾功能允许的情况下，应增加蛋白摄入，要求1/3以上来自动物蛋白，占总能量的15%。但合并肾病尿毒症、肝昏迷患者，应限制蛋白摄入每天不超过30～40 g。

（五）增加膳食纤维摄入

膳食纤维具有吸水性，可以缓慢胃排空，减慢糖吸收，降低空腹血糖和餐后血糖，能够改善葡萄糖耐量、减少对β细胞的刺激。增加膳食纤维的摄入，除粗糖、含纤维高的蔬菜和水果外，还可食入豆胶、果胶、麦麸、藻胶、魔芋等可溶性食用纤维。

（六）保证维生素供给

1. 补充B族维生素可以改善糖代谢和神经症状，包括以下几种：

（1）维生素B_1：是丙酮酸氧化脱羧必需物质。

（2）维生素B_6：可以改善葡萄糖耐量。

（3）维生素B_{12}：能营养神经细胞。

2. 选择抗氧化营养素防止糖尿病并发症，包括以下几种：

（1）维生素C：可以防止微血管病变。

（2）维生素E：抗氧化，抑制氧化应激。

（3）维生素A、β-胡萝卜素：抗氧化，防止视网膜病变。

（七）保证矿物质、微量元素供给

1. 锌

可以协助葡萄糖在C膜转运，与胰岛素活性有关，含锌丰富的食物有贝壳类、花生酱、燕麦、肉类食物等。

2. 镁

镁从尿中丢失过多，会造成低镁血症，产生胰岛素抵抗。

3. 铬

可以激活胰岛素、改善糖耐量、防止视网膜病变，含铬丰富的食物有牡蛎、蛋黄等。

4. 钙

能预防骨质疏松、骨骼异常和风湿样病变。

（八）根据病情，少量多餐

糖尿病患者饮食要做到定时、定量，通常三餐的餐次比为1/5、2/5、2/5。也可以根据病情选择四餐，按2/7、

2/7、2/7、1/7分配热量；对于病情不稳定的患者可以选择六餐，热能分配比例为2/10、1/10、2/10、1/10、3/10、1/10，这有助于防止餐后血糖升高，维持血糖稳定。尽量选择煮、炖、煨的烹调方法，少吃油煎炸食物。

（九）不宜饮酒

糖尿病患者不宜饮酒。虽然酒精代谢并不需要胰岛素，有人认为少量饮酒是允许的。但糖尿病患者还是不饮酒为好，因为酒精除供给热能外，不含其他营养素，长期饮用对肝脏不利，易引起高脂血症和脂肪肝。有的患者服用降糖药后饮酒还会出现心慌、气短，甚至导致低血糖。

四、推荐食物

（一）苦瓜

关于苦瓜的降糖作用研究很多，其新鲜汁液中有类似胰岛素作用的物质，还可从中分离出多种皂苷、蛋白质等成分，均有降低血糖的功效。同时，苦瓜含有大量膳食纤维，能延缓小肠对糖的吸收，使血糖下降。

（二）山药

山药有降低血糖、尿糖的作用，还能缓解和治疗由糖尿病引发的多饮、多食、多尿、浮肿、消化性腹泻等症状。山药中富含淀粉酶，能水解淀粉，对糖尿病有很好的辅助治疗作用。

（三）洋葱

洋葱中含有的磺脲丁酸能通过促进细胞对糖的利用，起到降糖的作用；含有的甲基半胱氨酸亚砜具有降血糖、降血脂的作用，能改善动脉粥样硬化，经常食用可以预防心脑血管并发症的发生。

（四）海带

海带中含有大量的岩藻多糖，能减缓胃排空和通过小肠的时间，即使在胰岛素分泌量减少时，血糖含量也不会升高，进而达到治疗糖尿病的目的。

五、推荐食谱

老年糖尿病患者推荐一日食谱见表4-6。

表4-6　糖尿病患者一日食谱

餐　　次	食物和用量
早餐	豆奶（200 mL），辣味黄瓜（黄瓜50 g，辣椒油2 g），荞麦面馒头（荞麦50 g）
午餐	大米饭（大米75 g），鸡丝银针（鸡肉50 g，绿豆芽200 g），白菜木耳（白菜100 g，木耳20 g），梨（100 g）
晚餐	金银卷（富强粉50 g，玉米面50 g），西红柿鸡蛋汤（西红柿50 g，鸡蛋50 g），牛肉烧冬瓜（牛肉50 g，冬瓜100 g），桃（100 g），全日烹调植物油20 mL、盐3～5 g

复习参考题

一、名词解释

血糖指数

二、简答题

1. 简述与糖尿病相关的危险因素。

2. 简述糖尿病患者的代谢变化。

三、论述题

1. 试述如何对老年糖尿病患者开展营养防治。

2. 根据食物宜忌给老年糖尿病患者推荐一日食谱。

第5节 贫血

学习指导

1. 掌握老年贫血患者的营养防治方法。

2. 熟悉贫血患者的宜用食物。

3. 了解贫血的概念和导致贫血的原因，能够为老年贫血患者提出合理的膳食建议。

贫血是指全身循环血液中红细胞总量减少至正常值以下，但由于全身循环血液中红细胞总量的测定技术比较复杂，所以临床上一般指外周血中血红蛋白的浓度低于患者同年龄组、同性别和同地区的正常标准。据世界卫生组织统计，全球约有30亿人不同程度贫血，每年因患贫血引致各类疾病而死亡的人数上千万。中国患贫血的人口概率高于西方国家，在患贫血的人群中，女性明显高于男性，老年人和儿童高于中青年。其中缺铁性贫血是世界卫生组织公布的与人群健康相关的、最常见也最重要的微量营养素缺乏病之一，属于全球性公共卫生问题。

一、概述

缺铁性贫血是老年人中常见的一种营养缺乏病，是由于体内铁缺乏，导致血红蛋白合成减少引起的一种低色素性贫血。起病较为缓慢，一般先是发现皮肤黏膜逐渐苍白，尤其以口唇和甲床最明显。而后出现疲乏无力，不爱活动，常有烦躁不安或者萎靡不振，食欲减退，常出现口腔炎、舌炎、舌乳头萎缩，机体免疫功能和抗感染能力下降，抗寒能力降低。如果有上述表现的老年人，为了确认自己是否已患有贫血，可进行化验检查，主要检查血红蛋白、红细胞计数、血清铁蛋白等。如果男性的血红蛋白低于130 g/L、女性的血红蛋白低于120 g/L，就可以判断自己已患上贫血。

造成贫血的原因有缺铁、出血、溶血、造血功能障碍等。一般要给予富含营养和高热量、高蛋白、多维生素、含丰富无机盐的饮食，以助于恢复造血功能。避免过度劳累，保证睡眠时间。

补铁时需注意的是，肉类食物中的铁一半左右是血红素铁，其他为非血红素铁。前者在体内吸收时，不受膳食中植酸、草酸的影响，后者常受膳食因素的影响。维生素C、某些单糖、有机酸及动物肉类有促进非血红素铁吸收的作用。一般来说，在植物性食物中铁的吸收率比动物性食物低，慢性胃肠炎、消化性溃疡、十二指肠及空肠病变等疾病也可影响铁吸收而导致缺铁性贫血。

二、营养防治

根据患者的病情，尽快去除致缺铁性贫血的根本原因，以适当的途径补充引起贫血的铁及相关营养素，纠正贫血，给予高蛋白、高维生素膳食。世界卫生组织针对缺铁性贫血提出了3条基本策略，包括改善饮食、强化主食原理和调味品中的铁以及服用相应制剂。

（一）适当增加动物性食物的摄入量

肉类、鱼类和家禽中的铁40%能被吸收，蛋类、谷类、坚果类、豆类和其他蔬菜中的铁能被人体吸收的不到10%，而菠菜中的铁只能被吸收2%左右。

（二）增加绿叶蔬菜的摄入

蔬菜中的铁虽然吸收率低，但由于富含维生素C，可使铁的吸收率增加2～3倍。

（三）避免食物干扰因素

食物中的草酸盐和植酸盐影响铁的吸收，茶叶中的鞣酸与咖啡、可可中的多酚类物质也会影响铁的吸收，故应避免上述食物与含铁丰富的食物同食。但水焯或爆炒后，蔬菜中的草酸可以溶解或挥发。

（四）其他矿物质

铜能促进铁的吸收和利用，补铁的同时应补铜；钙、锌等可影响铁的吸收，补铁时应避免与之同时应用。

三、宜用食物

（一）富含优质蛋白质的食物

如蛋类、乳类、鱼类、瘦肉类、虾及豆类等。但奶中含铁较少，蛋类中因含卵黄磷蛋白，导致铁的吸收较差，所以奶和蛋不能作为补铁的首选。

（二）富含维生素C的食物

包括新鲜的水果和绿色蔬菜，如酸枣、杏、橘子、山楂、西红柿、苦瓜、青椒、生菜、青笋等。维生素C有参与造血、促进铁吸收利用的功能。

（三）富含铁的食物

如鸡肝、猪肝、牛羊肾脏、猪瘦肉、蛋黄、海带、黑芝麻、芝麻酱、黑木耳、黄豆、蘑菇、红糖、油菜、芹菜等。

四、推荐食谱

老年贫血患者推荐一日食谱见表4-7。

表4-7　贫血患者一日食谱

餐　　次	食物和用量
早餐	黑豆豆浆（200 mL），芝麻酱花卷（芝麻酱10 g，面粉50 g），凉拌海带丝（50 g），鸡蛋羹（鸡蛋50 g）
午餐	红豆米饭（大米125 g，红豆10 g），熘肝尖（猪肝100 g，青椒50 g），凉拌三丝（胡萝卜25 g，芹菜25 g，土豆丝25 g，蒜10 g），西红柿炒蛋（西红柿100 g，鸡蛋50 g），橙子（100 g）
晚餐	热汤面（富强粉50 g，玉米面50 g，菠菜50 g，猪瘦肉50 g），凉拌萝卜干（萝卜干100 g），红枣（100 g），全日烹调植物油20 mL、盐4～6 g

复习参考题

一、名词解释

贫血

二、简答题

列举5种以上缺铁性贫血的宜用食物。

三、论述题

1. 试述如何对老年贫血患者开展营养防治。

2. 根据食物宜忌给老年贫血患者推荐一日食谱。

第6节 骨质疏松症

学习指导

1. 掌握老年骨质疏松症患者的营养防治方法。

2. 了解骨质疏松症患者的临床表现，能够提出合理的膳食建议。

　　骨质疏松症发病率随年龄增长而增加，40岁以后，由于胃肠道功能减退，钙的吸收减少、流失增加，机体内钙呈负平衡。随着全球人口老龄化，骨质疏松症已经成为世界常见病和多发病，世界卫生组织将每年6月24日定为"世界骨质疏松日"。由于我国人口众多，老年患者急剧增加。

一、概述

　　骨质疏松症是由各种原因引起的生理性或病理性骨矿物质丢失，导致机械性骨功能不全或骨折危险性增加的疼痛综合征。

随着年龄的增长，老年人骨骼可出现脱钙的现象，如不能及时补钙，则会诱发骨质疏松症，因此老年人补钙是预防骨质疏松症的重要途径。老年人应选择含钙较高的食物，包括奶及奶制品、水产品、小虾皮、海带、豆及豆制品、蔬菜等。但老年人因生理功能原因，钙的吸收较少，补钙对老年人并不是容易的事。除此之外，食物中还有许多能影响钙吸收的因素。食物中含有的草酸、植酸、膳食纤维、脂肪、磷酸盐，它们都能与钙结合成为不溶性的钙，从而使钙不能被吸收。但如果经过去酸处理，即含有草酸、植酸的蔬菜和水果食用或烹饪前用开水焯过，则可减少其中的草酸与植酸，使钙的吸收有所增加。然而如果补钙的同时再服用碱性药物（如苏打、小檗碱等），也会降低钙的吸收。当然食物中也含有可能增加钙吸收的物质，如维生素D、乳糖、蛋白质，它们可使钙成为可溶性的钙，从而有利于被机体吸收，如果补钙时服用的是酸性药物（如青霉素、氯霉素等），也可能增加钙的吸收。酸性环境易增加食物中钙的溶出，故糖醋虾、糖醋鱼是值得向老年人推荐的，既营养又补钙。食物中的钙是老年人钙的最佳来源，如果老年朋友通过食物补钙有困难，可考虑通过营养素补充剂或保健食品来补钙。

临床上，骨质疏松症分为原发性和继发性。原发性骨质疏松症包括绝经后骨质疏松症与老年性骨质疏松症，为低骨量和骨组织微细结构的破坏而致骨脆性增加和易发生骨折的一种全身性骨骼疾病，与营养素，特别是钙、磷、蛋白质、维生素D有密切的关系。

二、营养防治

（一）保证钙的正常摄入

钙是人体内含量最多的元素，人体的生长发育也就是人体钙的不断补充、积蓄、代谢的过程。钙的补充主要从食物中摄入，钙的输入量与骨的生长发育密切相关，尤其是儿童、青少年，钙的足量摄入可获理想的骨峰值，可减少发生骨质疏松的危险度。

人体要维持钙磷代谢，预防骨质疏松症，首先要保证钙的正常摄入，不同人群的钙摄入量是不同的。膳食补钙时，要多选富含钙的食物；在膳食补钙不足的情况下，应选钙剂补充。

（二）维生素D充足摄入

维生素D充足摄入有利于钙的吸收，平时要注重膳食中维生素D的摄入，富含维生素D的食物有鲱鱼、鲑鱼、沙丁鱼、小虾及动物肝脏等。特殊人群必要时可以补充相应钙剂。此外，预防骨质疏松症要重视日光浴。

维生素D可使人类钙吸收更好更完全。其来源有两种，首先，膳食摄入是最基本的，维生素D在鱼类、动物肝脏及蛋黄中含量较丰富；其次，人体皮肤中的脱氢胆固醇经日光中紫外线照射，也可转化成维生素D。

（三）磷的适量摄入

磷是钙磷代谢中不可缺少的营养素，尽管人体对磷的需求有限，但适量摄入也很重要。如果摄入量过多会致血磷升高，会影响钙的吸收。含磷较丰富的食物有豆类、瓜子仁、花生仁及茶叶等。

磷在人体骨和牙的发育中与钙同样重要，人体内约85%的磷存在于骨骼和牙齿。人体磷与钙的比例是恒定且相互制约的，平时做好平衡膳食，一般体内就不会出现缺磷。

（四）蛋白质

蛋白质是骨骼构成必不可少的营养素，如蛋白质长期缺乏，将使血浆蛋白降低，骨基质蛋白合成不足将会影响新骨的形成，容易出现骨质疏松。蛋白质的摄入量及蛋白质的氨基酸组成对钙的吸收均有一定的作用。

三、推荐食谱

老年骨质疏松症患者推荐一日食谱见表4-8。

表4-8　骨质疏松症患者高钙一日食谱

餐　次	食物和用量
早餐	高钙牛奶（200 mL），芝麻酱面包（芝麻酱30 g，富强粉75 g），老醋花生菠菜（花生25 g，菠菜50 g）

续表

餐　　次	食物和用量
午餐	红豆米饭（大米125 g，红豆10 g），红烧鲤鱼（150 g），香菇油菜（油菜100 g，香菇10 g），芹菜炒豆腐皮（芹菜100 g，豆腐皮20 g），苹果（150 g）
晚餐	花卷（富强粉100 g），氽虾肉丸子汤（虾肉50 g，香菜25 g），地三鲜（土豆50 g，青椒50 g，茄子50 g），香蕉（100 g），全日烹调植物油20 mL、盐3～5 g

复习参考题

一、名词解释

骨质疏松症

二、简答题

简述骨质疏松症患者的营养防治方法。

三、论述题

根据食物宜忌给老年骨质疏松症患者推荐一日食谱。

第 **7** 节　癌症

学习指导

1. 掌握预防癌症的膳食准则。

2. 熟悉食物与肿瘤的关系和常见的防癌食物。

3. 了解恶性肿瘤患者常见的营养不良问题，能为放疗、化疗患者提供饮食建议。

　　全世界每年约有1 000万人患上癌症，死亡630万左右，因为癌症死亡的人数占所有死亡人数的1/4左右。不论是发达国家还是发展中国家，肺癌是男性的首位癌症死因。在发达国家，肺癌已越过乳腺癌成为女性的首位癌症死因；在发展中国家，乳腺癌仍是女性的首位癌症死因。在发达国家，主要癌症死因还包括男性和女性结直肠癌，以及男性前列腺癌；在发展中国家，男性肝癌和胃癌、女性宫颈癌也占据癌症死因的前几位。在我国，恶性肿瘤死亡率最高的是上海和江苏地区，最低的是云南、贵州、湖南、广西等地区。

　　肿瘤是机体在多种内在与外来的致瘤因素作用下，引起细胞异常增生而形成的新生物。凡有肿瘤细胞浸润、转移能力并能致宿主于死亡的恶性膨胀肿瘤为恶性肿瘤。世界卫生组织提出3个1/3的观念，即1/3的癌症是可以预防的、1/3的癌症如早期发现是可以治愈的、1/3的癌症可以减轻痛苦和延长寿命。营养与肿瘤关系密切，合理的膳食可有效地预防癌症的发生；防止新的肿瘤患者发生是降低死亡率的最根本方法。

一、食物与肿瘤

（一）蔬菜和水果

　　大量食用可预防多种癌症，如上皮癌、消化道（口腔、食管、胃、结肠、直肠）癌和肺癌，因其含有多种抗癌成分，如维生素C、叶酸、硒、膳食纤维等。

（二）十字科蔬菜

　　如大头菜、西蓝花等。

（三）葱属蔬菜

　　如洋葱、蒜头等，能预防胃癌、直肠癌、结肠癌、食管癌。

（四）大豆

　　含有的生物活性物质如异黄酮、蛋白酶抑制剂、皂苷、植酸等具有抗癌作用，摄入量与乳腺癌、胰腺癌、结肠癌、肺癌和胃癌等发病率呈负相关。

（五）酒精

结肠、直肠、乳腺和肝发生肿瘤的危险性随饮酒量增加而增高，对于口腔癌和食管癌，乙醇和烟草的共同作用使其危险性成倍增长。

（六）腌制、熏烤、过咸的食物

与消化道肿瘤的危险性呈正相关。

（七）槟榔

在有嚼槟榔习惯的人群中，其口腔、喉、食管和胃肿瘤发生率增高。

（八）粮油贮存不当

粮油贮存不当易被黄曲霉毒素污染，而黄曲霉毒素可诱发动物肝癌、肾癌、结肠癌、乳腺癌及卵巢癌等。

二、恶性肿瘤患者营养不良问题

（一）厌食

（1）肿瘤本身局部作用。

（2）对甜、酸、咸味的阈值下降。

（3）化疗药物的影响。

（4）对乳酸的清除率下降。

（5）肿瘤细胞释放的恶病质素可作用于下丘脑的临界喂养中枢而导致厌食。

（6）心理因素、压抑、焦虑的影响。

（二）营养物质代谢改变

1. 能量代谢改变

荷瘤时间长、晚期恶性肿瘤患者多处于高代谢状态，能量消耗增加，营养不良的发生率也较高。

2. 蛋白质代谢改变

骨骼肌蛋白消耗增加，患者明显消瘦，体重下降。

3. 脂肪代谢改变

脂肪分解作用增加，脂肪合成减少，体脂丢失。

4. 碳水化合物代谢异常

葡萄糖转化增加，糖原异生增加，胰岛素对葡萄糖的阻力增加。

5. 水、电解质改变

高钙血症是肿瘤患者最常见的并发症，晚期肿瘤患者约10%可发生此并发症。

6. 维生素代谢异常

患者血浆中抗氧化营养素下降。

三、预防癌症的膳食准则

（1）摄取以植物性食物为主、营养充分和多种食物品种的膳食，如蔬菜、水果、豆类和加工度比较低的谷类。

（2）保持体重，避免体重过低或超重。

（3）坚持体力活动。

（4）全年都吃各种不同的蔬菜和水果，每天量应在400～800 g。

（5）每天吃各种富含淀粉或富含蛋白质的加工较低的谷类、豆类、根茎类食物600～800 g，其总能量应占45%～60%，少吃精制糖。

（6）鼓励不饮酒或不过量饮酒。

（7）如果吃肉，每天红肉（如猪肉、牛肉、羊肉等）的摄取量应少于80 g。

（8）限制摄入含脂肪较多的动物性食物，摄入适量的植物油，油脂的能量占总能量的15%～30%。

（9）减少食盐的总摄取量，成年人限制在每天6 g以下，减少烹调用食盐和摄入腌制食品。

（10）易腐败的食物应妥善贮存以减少霉菌。避免吃贮存期长、受霉菌污染的食物。

（11）易腐败的食物，如不能及时吃掉，应冷冻或冷藏。

（12）保证食物添加剂的量和农药残留量在规定范围内，不致产生有害作用。

（13）不要吃烧焦的食物，避免将肉和鱼烧焦，尽量少吃火焰上直接熏烤的食物，鼓励用比较低的温度烹调食品。

（14）采用有利于减少癌症危险的膳食模式，而不用膳食补充剂。如果能遵循上述膳食建议，很可能没必要用膳食补充剂，而且膳食补充剂对减少癌症危险并无帮助。

四、防癌食物

（一）防癌食品论菜花

菜花的营养十分丰富，它含有蛋白质、脂肪、糖分，以及维生素如维生素B_1、维生素B_2、维生素C、维生素A和钙、铁、磷、铜、锰等多种矿物质，长期吃菜花可增加肝脏的解毒能力，并提高机体的免疫力，防止感冒和坏血病的发生。此外，菜花中含有多种吲哚衍生物，能增强机体对苯并芘的抵抗能力。菜花还含有能分解亚硝胺的酶和"二硫酚硫酮"，能中和毒物并促进机体排泄，所以多食菜花可减少患癌症的概率，对身体很有益处。

（二）治癌食物属芦笋

芦笋又名龙须菜，是一种高级营养蔬菜，在国外有"蔬菜之王"的美称。据有关专家研究证明，芦笋具有防止癌细胞扩散的功能。它含有硒和植物纤维等，可用来防治多种癌症。对淋巴肉芽肿瘤、膀胱癌、皮肤癌、直肠癌及乳腺癌等均有特殊疗效。

（三）海带含强抗癌物质

海带提取物对多种癌细胞有抑制作用。日本研究人员发现，海带和裙带菜等褐藻类中含有一种能诱导癌细胞

"自杀"的物质，把从褐藻中提炼出的多糖类物质注入人工培养的骨髓性白血病细胞和胃癌细胞后，结果显示细胞内的染色体就会以自身拥有的酶将自己分解。

（四）常吃玉米可防癌

玉米营养价值超过面粉、大米，经常食用能预防动脉硬化、心脑血管疾病、癌症、高胆固醇血症、高血压等病。据研究证明，玉米中含有丰富的钙、镁、硒等微量元素和多种维生素。硒是一种抗癌物质，它在体内起到一个清道夫的作用。玉米中纤维素的含量很高，可以刺激胃肠道使肠蠕动增强，促进排便，减少肠道对致癌物质的吸收，预防大肠癌的发生，因此，常吃玉米有一定的防癌作用。不过，有一点是要特别提醒注意的，常吃新鲜玉米为最好。

（五）红薯

红薯含有较多的胡萝卜素、赖氨酸、植物纤维，能预防肠癌和乳腺癌。

（六）南瓜

南瓜含极丰富的维生素A、维生素C，还含有钙质和纤维素等，可预防肥胖、糖尿病、高血压和高胆固醇血症，是预防癌症的好食物。

（七）白萝卜及胡萝卜

都含有大量维生素C，胡萝卜还含有丰富的胡萝卜素，具有极好的防癌作用。

（八）蘑菇

营养丰富，含有人体必需的氨基酸等，能增强人体免疫力，有利于预防胃癌和食管癌。

（九）苦瓜

苦瓜有抗癌作用是由于含有一种类奎宁蛋白，这种蛋白能激活免疫细胞的活性。苦瓜种子中还含有抑制细胞侵袭、转移的成分。

（十）茄子

茄子含有丰富的营养成分，还含有龙葵碱、葫芦素、水苏碱、胆碱等物质，其中龙葵碱和葫芦素被证实具有抗癌作用。

五、放射治疗、化学治疗饮食

放疗、化疗是肿瘤治疗的重要手段，可抑制或杀灭癌细胞，但这些治疗也会给机体带来局部受损，因此机体需要补充营养，以支持这些治疗。除避免摄取有致癌潜在作用的食物外，治疗前后吃一些食物，可减少这些治疗带来的副反应，也可加快机体的恢复。

（一）放疗患者的饮食

放疗是进行肿瘤局部治疗的首选方法，它利用射线进行小范围的照射来杀死肿瘤细胞，范围局限、治疗率高、损伤较小是其优点。但照射也能杀死正常的组织细胞，故为了使受损部位得以恢复、提高机体的免疫能力，经过放疗的老年人应注意摄取高蛋白、高维生素的食物，如蛋、酸奶、豆制品、瘦肉、水果、蔬菜。但在补充时，应结合具体情况采用不同的方法。

如果难以吞咽、食欲不佳，则需要使用肠内营养制剂来进行营养物质的补充。如是对颈部或食道进行放疗，会造成老年患者吞咽困难，但消化功能正常，故可摄取半流质食物，如牛奶、蛋羹、米粥、果蔬汁等。如是对肠道进行放疗，应禁止进食油腻食物（肥肉、鸡汤）、高纤维食物（豆类、芹菜）及产气食物（葱、笋、白萝卜、辣椒、甜瓜）、刺激性食物或调味品（蒜、辣椒、干辣椒、胡椒），可进食冬瓜、去皮西红柿、土豆等。

（二）化疗患者的饮食

化疗是进行肿瘤治疗的方法之一，它利用药物来杀死癌细胞，但正常细胞也同时会被杀死，且还会引起强烈的胃肠道反应。因此，为了耐受化疗、防止机体受到损伤、加快机体的恢复，化疗前后应适当注意饮食调理。

化疗前应适当吃点食物，以减少胃肠反应。在治疗前的1小时，可适当吃一些面包、饼干、藕粉、杏仁粉、酸奶、水果、坚果、果汁等。化疗后对消化系统功能损害较大，患者常感无味、无食欲，此时应吃一些开胃的食物，如山楂、山药、四季豆、酸奶以及B族维生素丰富的食物。可进食半流质食物，如奶、蛋羹等，等反应减小后，再逐渐恢复正常饮食。如果难以吞咽与进食，则需要采用肠内营养制剂来补充营养物质。

六、推荐食谱

老年放疗期间癌症患者推荐一日食谱见表4-9。

表4-9　放疗期间癌症患者一日食谱

餐　次	食物和用量
早餐	牛奶（200 mL），小米粥（小米50 g），鲜肉包子（50 g），鸡蛋羹（鸡蛋50 g）
加餐	赤豆羹（赤豆15 g，糖10 g）
午餐	米饭（大米100 g），茭白鳝鱼丝（茭白50 g，鳝鱼丝100 g），蒜泥海带丝（海带丝100 g，蒜10 g），猪蹄黄豆汤（猪蹄100 g，黄豆10 g），香蕉（100 g）
加餐	酸奶（100 mL）
晚餐	米饭（大米100 g），清蒸甲鱼（甲鱼150 g，香菇20 g），西红柿冬瓜汤（西红柿50 g，冬瓜100 g），素炒油麦菜（油麦菜100 g），柚子（100 g），全日烹调植物油20 mL、盐3~5 g

复习参考题

一、简答题

1. 列举 5 种以上防癌食物。

2. 简述放疗和化疗的饮食要点。

二、论述题

1. 试述预防癌症的膳食准则。

2. 通过举例谈谈食物与肿瘤的关系。

第 8 节　胃肠道疾病

学习指导

1. 掌握老年急性胃炎、消化性溃疡、便秘患者的营养防治方法。

2. 熟悉老年慢性胃炎和腹泻患者营养防治方法，消化性溃疡的分期治疗。

3. 了解胃肠道疾病的家庭治疗方法和食物宜忌，能够为老年患者提出合理的膳食建议。

一、胃炎

胃炎是胃黏膜炎症的统称，是一种常见病，可分为急性和慢性两类。

常见的急性胃炎分为单纯性和糜烂性两种，前者表现为上腹不适、疼痛、厌食、恶心、呕吐；后者以上消化道出血为主要表现，有呕血和黑便。

慢性胃炎通常又可分为浅表性胃炎、萎缩性胃炎和肥厚性胃炎。慢性胃炎病程迁延，大多无明显症状和体征，一般仅见饭后饱胀、食欲不振、恶心、泛酸、呕吐、无规律性腹痛等消化不良症状。因为胃部不适，常可影响进食，导致营养失调，如水、常量元素（钙、镁、钠、钾、磷、氯）和维生素的摄取不足。此病确诊主要依赖胃镜检查和胃黏膜活组织检查。

本病常见于成年人，许多病因可刺激胃，如饮食不当、病毒和细菌感染、药物刺激等均可能引发本病。治疗胃炎最好的方法是自我保健，只要能坚持治疗、按时服药，尤其注意养成生活规律、饮食有节的良好习惯，做好调护，不仅可以减轻病痛，还有可能使本病完全治愈。

（一）急性胃炎

尽量避免食用对胃黏膜有刺激性的食物，通过合理的饮食调节，减轻胃肠负担，促进胃黏膜恢复。

1. 24～48小时内禁食

能进食后首先应给予清流食、流食，如米汤、藕粉、果汁等。症状减轻后给予易消化的低脂少渣半流食，继而过渡到软食、普食。如伴有肠炎腹泻，应禁用牛奶、豆浆和蔗糖等产气或引起腹胀的食物。

2. 病情缓解后给予易消化的低脂少渣半流食

可选用米粥、瘦肉粥、碎菜面条、蛋糕等，继而过渡到少渣软食，饮食应尽量无刺激性、少纤维。

3. 增加优质蛋白质摄入

转入恢复期要补充蛋白质，增加动物性食物的摄入，如鱼、肉、蛋、奶等，以增加机体抵抗力，保证机体需要，促进胃黏膜的恢复。但应注意加工方法，使食物细软易消化。

4. 少量多餐，每天5～6餐

一天三餐以上，睡前忌进食，饮食不宜过多过饱，以免胃窦部扩张过度而增加胃酸的分泌。

5. 禁食含粗纤维较多的食物

如芹菜、韭菜，避免食用煎炸、熏制食品。

6. 禁用各种产酸、产气饮料及辛辣调味品，忌烟酒

如各种酒、汽水、辣椒、咖喱、胡椒粉、芥末等。

（二）慢性胃炎

在老年人中常见的为慢性胃炎，即所谓的胃病。发生慢性胃炎的原因多与饮食有关，长期进食烈酒、浓茶、过量辣椒，使胃黏膜长期受到刺激；不合理的饮食习惯，如进食无规律，咀嚼不充分，食物过咸、过粗、过酸等。主要治疗措施是营养治疗，通过调整膳食的成分、质地及餐次，减少对胃黏膜的刺激、促进胃黏膜的恢复，防治慢性胃炎发作。对于患有慢性胃炎的老年人，应注意从以下几个方面进行饮食调整。

1. 供给能量平衡膳食

保证蛋白质的供给，适当增加优质蛋白的比例，利于

损伤组织的修复；适当控制动物性油脂；碳水化合物供给量可同正常人，但宜选用少产气、低纤维的精制米面。

2. 减少膳食纤维的供给，减轻对胃黏膜的机械刺激

蔬菜、水果应选择含粗纤维少的，增加低纤维水果、蔬菜的供给还能满足机体对维生素和矿物质的需要。若出现明显的贫血症状，可直接补充维生素C、维生素B_{12}及铁剂。

3. 选用适宜的烹调方法

烹调宜用蒸、煮、烩、焖、炖、汆等方法，使食物细软易于消化。

4. 饮食要有规律，少食多餐，细嚼慢咽

注意饮食调理养护，有规律地定时定量进食，以维持正常消化活动的节律。切不可饥一顿饱一顿或不吃早餐，尤其应避免暴饮暴食。细嚼慢咽对消化有帮助，应该彻底咀嚼食物，使食物充分与唾液混合，用餐时避免有压力。

5. 发作期膳食可参考急性胃炎的营养治疗，以少渣流食和半流食为主

（1）流食：如新鲜果汁、藕粉、米汤、鸡蛋汤等。

（2）半流食：如大米粥、小米粥、蛋花粥、鸡蓉粥、挂面、面片等。

（3）营养均衡型肠内营养制剂：如安素、立适康等。

6. 进入间歇期后，可采用软食

（1）软米饭、馒头、花卷、包子、鱼肉、虾肉、瓜果

类以及纤维细软的蔬菜，如黄瓜、西红柿、茄子、西葫芦等。

（2）对胃酸分泌过少或缺乏的患者，可给予浓鱼汤、肉汁刺激胃酸分泌；对胃酸分泌过多者，应避免食用富含含氮浸出物的原汁浓汤，牛乳有较强的中和胃酸的作用，可适量增加。

（3）可防治贫血的食物：动物内脏、蛋黄、瘦肉、带衣花生仁、大枣、猕猴桃等。

（4）富含维生素A的食物：动物肝脏、瘦肉、胡萝卜、西红柿等。

7. 忌（少）用食物

（1）发作期病情未稳定时应禁用牛乳、豆浆，并减少蔗糖的摄入。

（2）禁食含膳食纤维的蔬菜、水果。

（3）忌食油炸、油煎食物与腌、熏、腊、酱的食物。

（4）忌食糯米饭、年糕、玉米饼等食物。

（5）避免食用生冷、酸辣、粗糙的食物。

（6）禁用各种酒、含酒精的饮料、碳酸饮料及刺激性调味品，如辣椒、咖喱、胡椒、葱、蒜、芥末等。

（三）家庭治疗

1. 注意日常保健

患有慢性肝病、糖尿病、胆道疾病时，可使胃黏膜局部防御功能降低、胃功能紊乱而发生胃炎。另外扁桃体炎、鼻窦炎、龋齿感染等造成的带菌分泌物下咽，常可使胃黏膜屏障功能降低，诱发胃炎。所以注意上述疾病的控制治疗，对慢性胃炎的康复也是十分重要的。

2. 放松心情

精神紧张是慢性胃炎的促进因素，应予避免。情绪上的不安和急躁，容易引起胃黏膜障碍和胃机能障碍。所以应尽可能地避免情绪上的应激反应，解除紧张的情绪。平时做到遇事不怒，事中不急，急中不愁，保持心情舒畅，对胃炎的康复极有好处。

3. 戒烟

抽烟会促进胃痛发作。吸烟后，烟碱能刺激胃黏膜引起胃酸分泌增加，对胃黏膜产生有害刺激，过量吸烟导致幽门括约肌功能紊乱，引起胆汁反流，使胃黏膜受损，并影响胃黏膜血液供应及胃黏膜细胞修复与再生，所以要戒烟。

4. 适当地运动

适当地运动是增加胃肠蠕动的好办法，能有效地促进胃排空，使胃肠分泌功能增强，消化力提高，有助于胃炎的康复。

5. 食疗

（1）包心菜粥：包心菜500 g，粳米50 g。先将包心菜用水煮半小时，捞出菜后，入粳米煮粥。温热服，每天服2次。新鲜的包心菜汁富含促进产生黏蛋白细胞生长的谷氨酰胺，有益于保护胃黏膜。功效缓急止痛，适用于胃部急痛。

（2）土豆粥：新鲜土豆250 g（不去皮），蜂蜜适量。将土豆洗净、切碎，用水煮至土豆成粥状即可。服用时加蜂蜜。每天清晨空腹食用，连服15天。功效缓急止痛，适用于胃脘隐痛不适等症。

（3）仙人掌猪肚汤：仙人掌30～60 g，猪肚1个。将仙人掌装入猪肚内，入锅加适量水，以文火炖至熟烂。饮汤，食猪肚。功效行气活血，健脾益胃。适用于气滞血瘀，胃痛年久不愈等症。

二、消化性溃疡

消化性溃疡是指胃肠与胃液接触部位的慢性溃疡，是消化系统常见的慢性病之一，其形成和发展与胃酸、胃蛋白酶的消化作用有密切关系。溃疡部位主要在胃和十二指肠，胃溃疡和十二指肠溃疡疼痛的规律截然不同，前者"进食及进食后疼痛，饥饿时缓解"，后者"饥饿时疼痛，进食疼痛缓解"。

消化性溃疡发病率高，可见于任何年龄，但以20～50岁为多，男性多于女性，两者之比为（2∶1）～（4∶1），随年龄增长老年患者比例有所增加。消化性溃疡病程可达几年或十几年，发作期与缓解期交替，时间长短不定，但多于秋冬与冬春之交发病，常见诱发原因主要有饮酒过度，引起胃酸分泌过多；高蛋白质、高脂肪膳食，引起胃酸分泌过多；服用药物，特别是非类固醇类消炎药物的刺激，如阿司匹林；精神紧张等因素。

典型消化性溃疡的临床表现不一，部分患者可无症状，或以出血、穿孔等并发症作为首发症状，慢性上腹部疼痛为其主要症状。老年人患有胃溃疡的主要表现有腹痛，表现为中上腹不适，饱胀、钝痛、烧灼感，多无明显规律性；还有食欲不振、嗳气、反酸、恶心等消化不良的症状；有许多幽门螺杆菌感染者，一般无症状；溃疡面有糜烂者可有大出血症状。

（一）饮食对发病的影响

（1）膳食中的脂肪能抑制胃排空，使食物在胃中停留过久，促进胃酸分泌，加剧胆汁反流。

（2）饮食对胃黏膜造成物理性和化学性损伤后也易引发溃疡，粗糙、过冷、过热的食物以及浓茶、咖啡和大蒜、辣椒等刺激性食物可刺激胃酸分泌过多或直接损伤胃黏膜。

（3）暴饮暴食或不规则进食可破坏胃酸分泌节律性而发生溃疡。

（4）酒精在体内的代谢产物对胃黏膜有直接伤害作用，长期酗酒会削弱胃黏膜的屏障作用。

（5）进食时的情绪变化会导致胃功能紊乱而发生溃

疡，不良的饮食习惯，如进食时狼吞虎咽，也易造成消化性溃疡。

（二）营养防治

1. 少量多餐

应定时定量，少量多餐，每天5～7餐，每餐量不宜多。少量多餐可中和胃酸，减少胃酸对溃疡面的刺激，又可供给营养，有利于溃疡面愈合，对急性消化性溃疡更为适宜。

2. 避免刺激

避免机械性和化学性刺激过强的食物。机械性刺激会增加对黏膜的损伤，破坏黏膜屏障，如粗粮、芹菜、韭菜、雪菜、竹笋及干果类等；化学性刺激会增加胃酸的分泌，对溃疡愈合不利，如咖啡、浓茶、烈酒、浓肉汤等。

3. 食物选择

选择营养价值高、细软易消化食物，如牛奶、鸡蛋、豆浆、鱼、瘦肉等。经加工烹调使其变得细软易消化、对胃肠无刺激。同时补充足够能量、蛋白质和维生素。营养素比例半流质期为碳水化合物55%、蛋白质15%、脂肪30%；流质期为碳水化合物60%、蛋白质20%、脂肪20%。

（1）足量蛋白质：蛋白质对胃酸起缓冲作用，可中和胃酸，但蛋白质在胃内消化又可促进胃酸分泌。应供给足量蛋白质以维持机体需要，每天按1 g/kg供给，促进溃疡修复；若有贫血，至少应按1.5 g/kg供给。

（2）适量脂肪：不需严格限制脂肪，因其可抑制胃酸分泌。适量脂肪对胃肠黏膜没有刺激，但过高可促进胆囊收缩素分泌增加，抑制胃肠蠕动，胃内食物不易进入十二指肠，引起胃胀痛。可供给70～90 g/d，应选择易消化吸收乳酪状脂肪，如牛奶、奶油、蛋黄、奶酪等及适量植物油。

（3）多用碳水化合物：碳水化合物既无刺激胃酸分泌作用，也不抑制胃酸分泌，每天可供给300～350 g。选择易消化食物，如稠粥、面条、馄饨等。蔗糖不宜过多，因其可使胃酸分泌增加，且易胀气。

（4）足够维生素：选富含B族维生素、维生素A和维生素C的食物；主食以面食为主，少量渗血时用流质饮食，出血明显时应禁食。

4. 烹调方法

溃疡病所吃食物必须切碎煮烂，可选用蒸、煮、余、软烧、烩、焖等烹调方法，不宜用煎、炸、爆炒、醋熘、凉拌等方法加工食物。

5. 其他

进食时应心情舒畅、细嚼慢咽以利于消化。根据患者饮食习惯，配制可口饭菜。供给细软、食物纤维少食物，应注意预防便秘。睡前加餐，对十二指肠溃疡尤为适宜，可减少饥饿性疼痛，有利于睡眠。

（三）分期治疗

1. 消化性溃疡Ⅰ期膳食（流质饮食）

（1）适用病情：消化性溃疡急性发作或出血刚停止的老年患者。

（2）饮食特点：完全流体状态或到口中即溶化为流体。

（3）食物选择：溃疡严重者，可进行肠外营养支持；如能进食者可进流质，每天6～7餐，应为无机械性和化学性刺激食品，宜选用富含易消化的蛋白质和碳水化合物的食品为主，如牛奶、豆浆、米汤、蒸蛋羹、蛋花汤、藕粉、杏仁茶、菜水、豆腐脑等。通常牛奶或豆浆中可加2%～5%的糖，可防胃酸分泌过多。

2. 消化性溃疡Ⅱ期膳食（少渣半流质饮食）

（1）适用病情：病情已稳定，无消化道出血、自觉症状明显减轻或基本消失的老年患者。

（2）饮食特点：常温浓流质或细软易消化的少渣半流质。

（3）食物选择：仍应为极细软、易消化的食物，并注意适当增加营养，以促进溃疡愈合，还可食虾仁粥、清蒸鱼、余鱼丸、面条、碎嫩菜叶等，还可用烤馒头片、面包片、饼干、大米粥、面片汤、馄饨、挂面等，每天5～6餐。

3. 消化性溃疡Ⅲ期膳食（胃病五次饭）

（1）适用病情：主要用于病情稳定老年患者。

（2）饮食特点：以细软、易消化半流质为主。

（3）食物选择：饮食以软而易消化食物为主，营养全面，脂肪不需严格限制。主食不限，除三餐外可加两次点心，俗称"胃病五次饭"。除流质和少渣半流质可用的食物外，可食软米饭、包子、水饺、碎菜、肉丸、肝片等，仍禁食冷、含粗纤维多、油煎炸和不易消化的食物。

（四）宜用食物

宜食用刺激性弱的食物，如鸡蛋、面食、藕粉、瘦肉、鱼肉、鸡肉等，各种食物应切细、煮软。溃疡病急性发作时，应采用流食，但由于流质饮食能量低、营养素不全，一旦病情好转，应尽早改成半流食，病情缓解后逐步过渡到恢复期饮食。

（五）忌用食物

1. 忌用刺激性食物

如浓茶、咖啡、胡椒粉、咖喱粉、香料等。

2. 不宜食用粗糙和不易消化食物

如坚果类、芹菜、藕、韭菜等，以及油炸、生拌、烟熏等食物。

3. 禁用易产气的食物

如葱、生萝卜、生蒜、糖、大豆、蒜苗、洋葱等，以免导致胃机械性扩张，促使胃酸分泌。

4. 禁忌易产酸食物

如红薯、土豆、过甜点心及糖醋食品等。

5. 少用生冷食物

如大量冷饮、冷拌菜等。

三、便秘

便秘是指老年人大便次数减少和粪便干燥难解，连续3天不能解一次大便，或每周排便少于2～3次，粪便量少、质硬，提示存在便秘。根据调查发现，大部分健康人的大便次数为每周3次到每天3次，因此，对有无便秘应根据个人排便习惯和排便有无困难等做出判断。

目前有7.4%～15.3%的老年人患有便秘，大多数老年人排便困难，常常伴有腹胀、腹痛。老年人便秘与许多因素有关，摄入食物过少，食物过于精细，缺少纤维残渣对结肠运动的刺激。同时，由于年龄的关系，协助排便的肌肉无力，也会造成便秘。便秘不仅在排泄时痛苦，还是诱发脑溢血、心肌梗死的重要因素之一。改变饮食习惯，是老年人预防和治疗便秘的重要方法。

（一）增加膳食纤维的摄入

主要是通过饮食调节，刺激肠蠕动，增强排便能力。多吃蔬菜、水果、粗粮、杂粮或薯类，增加膳食纤维含量，但要根据老年人自身的咀嚼特点，选择适合于自身消化功能的膳食纤维食物，如嫩叶菜、燕麦、苹果、香蕉、土豆、红薯、白萝卜等。

（二）多喝水和饮料

每天至少饮水1 200毫升，即6杯水，晨起喝下1杯温开水，能有效促进排便。如果老年人喜欢喝茶，可每天喝淡茶水。还可以每天饭后喝酸奶，其中的乳酸菌能促进大肠内有益乳酸杆菌的增殖，抑制有害菌的繁殖。但不宜喝浓茶、咖啡、可乐、甜饮料等。

（三）高脂肪膳食

可选用花生、芝麻、核桃及花生油、芝麻油、豆油等，植物油能直接润肠，脂肪分解后产生的脂肪酸，可以刺激肠道蠕动，使粪便易通过肠道。每天脂肪总量可达100 g。但不能用煎、炸、烙、烤等烹调方法，易使肠胃生热上火，食用炖、煮的油腻食物，则可润肠通便。

（四）多吃发酵食物

发酵食物如豆瓣酱、大酱、馒头等，含有人体肠道所必需的有益微生物，不但可以帮助消化，还能促进肠道蠕动，预防动脉硬化和皮肤老化，再配合适当的运动，能够很好地预防便秘。

（五）经常吃琼脂制品

琼脂是植物胶的一种，属于纤维类食物，如粉条、粉丝、银耳羹等。它能在肠道中吸收水分，促使肠内容物膨胀，增加便量，刺激肠壁，引起便意。

（六）纠正不良饮食习惯

过度食用肉类会引发便秘和大肠癌；烟酒和辛辣食物可使机体丢失过多水分，导致粪便干结。暴饮暴食会导致消化不良，引起便秘。此外，还要适当活动，不要久坐。

四、腹泻

腹泻是指每天排便次数增多、粪便水分增加，不能成形，呈稀便或水样便，每天排便超过3次、粪便质量超过200 g，其中水分质量超过粪便质量的85%，伴有肠痉挛引起的腹痛，每天由粪便中排出的水量超过200 mL。

引起腹泻的原因很多，如暴饮暴食、感染等。一般来说，腹泻主要是由细菌或病毒感染引起，发病大都是在患者自身免疫功能低下时，进食被细菌、病毒等病原微生物污染的食物所致。病理表现为肠道黏膜全部或局限性充血、水肿、出血、糜烂，严重者可形成溃疡。临床多表现为由肠蠕动功能失调、消化吸收功能障碍引起的恶心、呕吐、腹泻等，患者出现电解质紊乱、酸碱平衡失调等营养不良状况。由于腹泻，老年人可损失许多营养素，同时因为进食少，使得这些营养素难以补充。因此，为了保证老年人能补充所损失的营养素，应注意饮食的调整。

（一）营养防治

1. 根据症状进行选择

（1）重度失水或腹泻次数较多者应完全禁食，可通过静脉营养方法来补充营养物质，口服等渗性补液，需大量、快速补足液体者，可采用鼻饲途径。

（2）中度失水或症状缓解者可经肠道补充一部分能量和营养素，不足部分经肠外营养途径补充，以修复受损肠道，促进肠道功能恢复。

（3）轻度失水或恢复期者经肠内营养治疗即可，但需注意膳食种类和结构的调整，以免加重肠道症状。可由流质饮食向半流质饮食、软食、普食依次过渡。

2. 根据腹泻情况进行选择

（1）腹泻时，要注意进食低膳食纤维，因为此时肠道炎症较严重，肠壁充血或水肿，如摄取的膳食纤维较多，则可引起肠的穿孔、肠出血，但可少量食用苹果泥。

（2）腹泻期间应摄取低脂膳食，如果脂肪摄取过多，则不利消化，还可增加腹泻。饮食方面应禁止食用油炸食物、肥肉、含脂肪的点心等。

（3）在腹泻次数减少时，可适当补充一些低能量的流质或半流质食物，此时蛋白质不能摄取多（酸奶除外），待好转时，再逐渐增加蛋白质的供给。可适当吃蒸蛋、去脂奶、酸奶、豆腐脑、少渣低脂的肝泥、粥等，应少吃含糖和脂肪高、刺激性大的食物。

（4）腹泻基本好转进入恢复期时，应补充高能量的膳食。每天可摄取充足的碳水化合物，350～450 g/d。但仍要限制高纤维素、易产气的食物，如葱、蒜、芹菜、菠菜、粗粮、韭菜、豆芽等，可适当摄取冬瓜、胡萝卜、去皮西红柿、碎嫩叶菜，禁食油煎、油炸食物，不能吃过冷的食物。

3. 基本原则

（1）饮食中应注意补充丰富的水、维生素、矿物质，每天饮水量可达3 000 mL，以降体温，老年人还可适当喝浓茶，但食盐摄取量不宜多，否则对减轻炎症不利。此外，还应注意钾的补充。

（2）烹饪方面，要多用蒸、煮、烩的方法烹饪食物，选择和制成易消化食物，还要少量多餐。

（3）无论经肠内营养还是肠外营养途径补充，谷氨酰胺都可以给受损肠黏膜提供营养，保护其正常形态与功能，调节肠道免疫功能，防止肠道受损后易出现的肠道菌群易位，以及由此带来的脓毒血症、内毒素血症等。

（4）在完全治愈之前，尽管腹泻等临床症状可能已经好转，膳食中仍需控制脂肪和膳食纤维的摄入量，以免刺激肠道造成病情反复。普食也应细软、易咀嚼、易消化。

（二）食物宜忌

1. 宜用食物

细软、易消化的食物。

2. 忌用（少用）食物

浓稠的汤汁，油腻食物，生冷、干硬、有刺激性的食物，高膳食纤维食物，乳糖不耐受症者忌用牛乳。

五、推荐食谱

老年胃肠道疾病患者推荐一日食谱见表4-10和表4-11。

表4-10　慢性胃炎患者一日食谱

餐　　次	食物和用量
早餐	香菇瘦肉粥（香菇20 g，猪瘦肉50 g，大米50 g），果酱面包（果酱20 g，面包50 g），酱豆腐（豆腐50 g）
加餐	酸奶（200 mL）
午餐	软饭（大米100 g），冬瓜烩肉丸（猪瘦肉50 g，冬瓜100 g），西红柿烩鱼片（西红柿100 g，青鱼50 g）
加餐	鲜榨橙汁（200 mL）
晚餐	鲜肉馄饨（肉糜50 g，面粉80 g，鸡蛋50 g，嫩菜叶50 g），蒸胡萝卜（胡萝卜100 g），全日烹调植物油20 g、盐5 g

表4-11　溃疡病Ⅱ期患者无渣半流质一日食谱

餐　　次	食物和用量
早餐	蛋白大米粥（蛋白粉10 g，大米50 g）
加餐	牛奶鸡蛋羹（牛奶200 mL，鸡蛋50 g）

续表

餐　　次	食物和用量
午餐	菜汁粥（青菜汁50 mL，大米50 g），蒸鸡茸饼（鸡脯肉50 g）
加餐	稠藕粉（藕粉30 g）
晚餐	肉糜烂面（肉糜30 g，面条80 g），鱼羹（黄鱼50 g），全日烹调植物油10 g、盐5 g

复习参考题

一、名词解释

便秘　腹泻　慢性胃炎

二、简答题

1. 简述老年急性胃炎患者发作期的用膳原则。

2. 简述老年便秘患者的饮食原则。

3. 简述老年腹泻患者的营养防治。

三、论述题

1. 试述如何对老年慢性胃炎患者开展营养防治。

2. 论述消化性溃疡患者的分期治疗方法。

第 **9** 节　胆囊炎与胆石症

学习指导

掌握老年胆囊炎患者缓解期的营养防治方法。

　　胆囊的生理功能是贮存和浓缩肝细胞产生和分泌的胆汁，胆囊炎与胆石症是胆道系统的常见病与多发病，两者同时存在、互为因果。老年人如果不能合理饮食，很可能发生胆囊炎和胆石症。许多慢性传染病都能引起胆囊炎，使胆囊吸收胆汁的功能发生改变，胆色素和胆固醇沉淀，形成结石。如长期食用高脂肪膳食，其中含有的胆固醇也容易诱发胆石症。当胆囊炎和胆石症发作时，老年人会出现腹部不适或剧烈疼痛，进食产气的食物如白萝卜、豆类时，会感到胀气、不饿。

　　胆结石是物质富裕、营养过剩所导致的"富贵病"，慢性胆囊炎多伴有胆石症，老年人应该在饮食方面进行调整，预防、控制或延缓胆囊炎和胆石症的发作。

一、急性发作期

老年人应禁食，可采用肠外营养的方法补充营养物质，同时需要进行抗感染治疗。

二、缓解期

采用低脂肪、高蛋白质、高维生素的膳食。

（一）严格限制脂肪

胆囊炎患者由于胆汁分泌障碍，影响了脂肪的消化与吸收，过多摄入脂肪，可能会诱发胆囊疼痛，所以需严格限制脂肪摄入量，每人40 g/d。如需进行手术治疗，应少于每人20 g/d，尤其应严格限制动物性脂肪。

胆囊炎患者不宜长期素食，虽然慢性胆囊炎的急性发作多与进食脂肪多的食物有关，但如果胆囊炎患者长期只吃素食，反而容易加速胆石症的形成。原因是胆汁的排泄与食物的性质和进食量息息相关，含有脂肪和优质蛋白质的酸性食物最易刺激肠壁，引起胆囊的收缩排泄。如果长期吃素食，容易造成胆囊内胆汁排泄减少，胆汁浓缩淤积，破坏了胆汁的稳定性，加速胆结石的形成，使胆囊炎患者病情加重。因此，胆囊炎患者在急性发作时应禁食油腻食物。当病情稳定后，可以少量进食一些脂肪类食物，不仅可以保证机体需要，还有利于胆汁的分泌与排泄，防止胆结石的形成，保持病情的稳定。

（二）限制胆固醇、适当增加磷脂的摄入

由于摄入过多的胆固醇可引起胆汁中胆固醇浓度增高，导致胆固醇沉淀，形成胆固醇结石，因此应采用低胆固醇膳食，每人低于300 mg/d，胆固醇高者应低于200 mg/d。富含胆固醇的食物，如动物内脏、蛋黄、鱼子、巧克力等都不宜食用。临床研究表明，提高胆汁中磷脂与胆固醇的比值，有助于预防和治疗胆石症，所以应增加磷脂的摄入量，豆类、鱼中的磷脂较丰富。

（三）适量的能量

研究表明，随着体重的增加，胆固醇合成也增加，所以应限制热能。供给标准依老年人的一般情况和病情而定，可略低于正常量。

（四）适量的碳水化合物，增加膳食纤维

应多选用复合碳水化合物（如淀粉），适当限制简单糖类的摄入（如葡萄糖、果糖）。膳食纤维可以吸附肠道内的胆汁酸，具有利胆作用，又能刺激肠蠕动，加速有毒有害物质的排泄，防止胆囊炎发作，降低形成胆结石的概率。

（五）适量的蛋白质

每人50～70 g/d，摄入过多的蛋白质将增加胆汁分泌，影响病变组织的恢复；而蛋白质摄入过少会影响患者的营养状态，影响病变组织的康复。

（六）丰富的维生素

维生素A具有防止胆结石形成的作用，并有助于病变胆道的修复，可选用如西红柿、胡萝卜、橘子等黄红色的蔬菜和水果；维生素K对内脏平滑肌有解痉阵痛作用，对缓解胆道痉挛和胆绞痛都有良好的效果，其在绿色蔬菜里含量丰富。

（七）少量多餐、充分饮水

少量进食能减轻消化道负担，有利于食物的消化和吸收；多餐能经常刺激胆道分泌胆汁，防止胆汁淤积，保持胆管通畅，有利于胆道疾患的恢复。充分补充液体可以起到稀释胆汁、加速胆汁排泄、防止胆汁淤积的作用。

（八）禁食辛辣刺激的食品

辣椒、咖喱、花椒、烟、酒、咖啡等有刺激胃酸分泌的作用，可造成胆囊收缩，胆道口括约肌痉挛，胆汁排除困难，诱发胆绞痛，所以慢性胆囊炎患者应禁食。

三、推荐食谱

老年胆囊炎疾病患者推荐一日食谱见表4-12。

表4-12　胆囊炎患者一日食谱

餐　　次	食物和用量
早餐	脱脂牛奶（200 mL），荞麦花卷（荞麦50 g），凉拌黄瓜丝（黄瓜50 g）

餐　　次	食物和用量
午餐	杂粮米饭（小碴子25 g，小米25 g，大米50 g），虾仁豆腐（虾仁50 g，豆腐100 g），胡萝卜炒西蓝花（西蓝花100 g，胡萝卜50 g），海带汤（海带50 g），苹果（100 g）
晚餐	西红柿打卤面（西红柿50 g，鸡蛋50 g，面条80 g），香菇菜心（香菇50 g，菜心50 g），汆鸡肉丸（鸡肉50 g），香蕉（100 g），全日烹调植物油20 g、盐5 g

复习参考题

论述题

1. 试述如何对老年胆囊炎缓解期患者开展营养防治。

2. 根据食物宜忌给老年胆结石患者推荐一日食谱。

第 10 节　痛风

学习指导

1. 掌握老年痛风患者的营养防治方法。

2. 熟悉尿酸升高的原因和食物的嘌呤含量。

3. 了解痛风的临床表现，能够为老年痛风患者提出合理的膳食建议。

　　痛风是长期尿酸排泄减少和（或）嘌呤代谢紊乱所引起的一组疾病。高尿酸血症是指血液中尿酸的浓度超过了正常水平，其与痛风密切相关，如果没有很好地进行防治，可转变为痛风。痛风发病年龄常在40岁以后，属于当代老年人的"富贵病"之一，男性明显高于女性，性别比约为20∶1，常有家族遗传史，发病与膳食结构及生活方式有关。

一、临床表现

　　痛风患者的主要临床表现如下：

（1）高尿酸血症。

（2）急性关节炎反复发作、尿酸盐形成痛风石沉积，出现关节炎、关节破坏、肾尿酸结石等症状。

（3）尿酸盐在肾间质沉积引起痛风性肾病。

本病尚无根治方法，属于终身性疾病，但控制血尿酸可使病情逆转。饮食与痛风的关系是，高尿酸血症主要由嘌呤代谢紊乱造成，并不是高嘌呤饮食导致的。但高嘌呤饮食会使血尿酸升高，常导致急性关节炎反复发作。

二、尿酸升高的原因

尿酸是嘌呤代谢的终产物，体内嘌呤的来源有体内核酸代谢产生和外源性摄入两种，尿酸的排泄2/3由肾脏排出、1/3由肠道排出，尿酸生成增多或者尿酸排出减少都会导致体内尿酸升高，具体原因包括以下几点。

（一）尿酸生成增多

进食了高嘌呤饮食，机体出现疾病如外伤、肿瘤等都会使尿酸生成增多。

（二）尿酸排出减少

患有肾病或尿液呈酸性，都会使尿酸排出减少。

（三）环境潮湿或受寒

在温度较低的环境中，尿酸容易沉积在体内，造成尿酸升高。

（四）运动少

老年人平时运动少，血液循环速度减慢，尿酸经过肾脏的机会相对减少，使之从尿中排出的数量减少，体内尿酸含量升高。

（五）肾功能降低

如果老年人患有肾脏系统疾病，会导致不能排出尿酸。

（六）高脂饮食

饮食中脂肪含量过多，会使体内酮体增加，酮体的排出和尿酸的排出发生相互竞争，过多的酮体会使尿酸排出减少。

（七）合成增多、排泄减少

如喜欢饮酒的老年人，酒精产生的乳酸和尿酸竞争排泄，会促进尿酸的合成，导致尿酸升高。特别是啤酒本身就含有大量嘌呤，直接促进嘌呤增多。

高尿酸血症会诱发痛风，两者对机体健康都会产生影响，引起机体出现痛风结石、肾病、高脂血症、糖尿病、肥胖、高血压、冠心病等。由此可见，尿酸的升高是导致痛风的关键因素，控制尿酸生成、促进尿酸排出是痛风防治的要点，通过饮食调节和增加运动可以有效地控制体内尿酸水平。

三、营养防治

（一）限制嘌呤饮食

高嘌呤饮食是痛风急性发作的重要诱因，痛风患者应了解食物中嘌呤的含量，根据病情选择食物。

在急性发作期每天嘌呤摄入量小于150 mg；慢性期或缓解期选择3类或4类食品，可适当选择2类食品，采取一周内5天低嘌呤饮食，为保证饮食多样，每天可进行食物交换，肉、鱼的摄取量不得超过100 g，豆腐每周不能超过2次、每次不超过50 g。

1. 含嘌呤极高的食物［（150 mg/100 g）～（1 000 mg/100 g）］

胰、凤尾鱼、沙丁鱼、牛肝、牛肾、脑、浓肉汁、啤酒、火锅汤、酵母发酵的产品。

2. 嘌呤含量较高的食物［（75 mg/100 g）～（150 mg/100 g）］

扁豆、鲤鱼、鳕鱼、比目鱼、鲈鱼、梭鱼、青鱼、贝壳类水产、熏火腿、猪肉、牛肉、牛舌、鸡汤、鸭肉、鹅肉、鸽肉、鹌鹑肉、野鸡肉、兔肉、鹿肉、火鸡肉、鳗鱼、鳝鱼。

3. 嘌呤含量较少的食物（小于75 mg/100 g）

芦笋、菜花、四季豆、青豆、豌豆、菜豆、菠菜、蘑菇、麦片、鲱鱼、鲑鱼、金枪鱼、白鱼、牡蛎、鸡肉、火腿、羊肉、麦麸、面包等。

4. 嘌呤含量少或不含嘌呤的食物

精白米、玉米、富强粉、精白面包、馒头（碱发）、面条、通心粉、苏打饼干、卷心菜、胡萝卜、芹菜、黄瓜、茄子、甘蓝、莴苣、刀豆、南瓜、西葫芦、西红柿、白萝卜、红薯、马铃薯、泡菜、咸菜、桂圆、卷心菜、各种蛋类、牛奶、炼乳、酸奶、麦乳精、各种水果及干果类、糖果、各种饮料（包括汽水、茶、巧克力、咖啡、可可等）、各种油脂、花生酱、花生、杏仁、核桃、果酱等。

（二）低热量、低脂肪、低蛋白质、少盐

1. 低热量

热量应控制在1 600～2 000 kcal/d，热能较正常少10%～15%，保持适宜体重。

2. 低脂肪

脂肪小于50 g/d，特别是控制胆固醇和饱和脂肪酸的摄入。

3. 低蛋白

摄取量为50～70 g/d，控制嘌呤摄入，可选牛奶、鸡蛋为蛋白质主要来源。若吃肉，需弃汤。

4. 少盐

痛风多伴高血压，必须控制食盐和酱油的摄入量。

（三）多吃碱性食物

碱性食物在人体代谢后的产物可使体液呈偏碱性，排泄时尿中pH升高，促进尿酸溶解，增加尿酸排出，防止形成尿酸结石。蔬菜、水果等均属碱性食物。

（四）禁酒、多饮水

饮酒是痛风急性发作的重要诱因，应严格限制。多饮水能增加尿量，降低尿酸浓度，促使尿酸排出，防止形成结石，一般饮水量不得少于2 000 mL/d。

四、推荐食谱

推荐一道简单实用的食疗"凉拌莴苣丝"，具体如下：

1. 用料

海带丝300g，莴苣200g，盐、麻油、胡椒粉各适量。

2. 制作

①将海带丝洗净后，用沸水汆一下，备用；②将莴苣洗净，去皮后切成细丝；③将两者混合后淋上麻油，撒上胡椒粉、盐，拌匀即可食用。

3. 功效

软坚消肿，清热利水，对痛风患者很有益处。

老年痛风患者推荐一日食谱见表4-13。

表4-13　痛风患者发作期一日食谱

餐　　次	食物和用量
早餐	馒头（碱发，75 g），泡菜（50 g），鲜牛奶（200 mL）
午餐	精白米饭（精白米100 g），西红柿炒鸡蛋（西红柿100 g，鸡蛋50 g），土豆丝（土豆100 g，胡萝卜50 g），梨（100 g）
晚餐	打卤面（茄子50 g，富强粉100 g），拔丝红薯（红薯100 g），凉拌黄瓜条（黄瓜50 g），橙（100 g），全日烹调植物油20 g、盐3 g

复习参考题

一、简答题

1. 简述尿酸升高的原因。

2. 列举5种以上嘌呤含量极高和嘌呤含量极少的食物。

二、论述题

1. 试述如何对老年痛风患者开展营养防治。

2. 根据食物宜忌给老年痛风患者推荐一日食谱。

（王　瑞　张雯雯　吕　珂）

第 **5** 章

我国老年人营养与饮食搭配

第 **1** 节　我国老年人不良的饮食习惯

学习指导

老年人不良的饮食习惯有哪些。

随着我国经济的飞速发展，人们生活水平的逐渐提高，很多人的膳食结构都发生了很大变化。特别是老年人，从吃不饱饭到想吃什么都可以，让他们以为食物越贵越好、越细越好。一项关于北京330万居民饮食习惯的调查表明，在过去20年里，北京人动物性脂肪及油脂的摄入量上升了近10倍，而粮食、薯类及豆类所占的比例大大下降。在这种不健康的膳食模式下，引发了老年人的高血压、糖尿病、脂肪肝等多种疾病。我国老年人不良的饮食习惯主要可以概括为以下几个方面。

一、饭后喝汤、吃水果

老年人由于自身生理特点，喜欢每餐喝汤，但很多老年人选择在饭后喝汤。俗话说："饭前喝汤，胜似药方。"餐前饮用少量的汤，可以补充体内的水分，润滑食道肠胃，有利于溶解食物，促进对食物的消化与吸收。而饭后喝汤，会冲淡食物消化所需的胃酸，影响正常的消化与吸收。

也有很多老年人在饭后就马上进食水果，这样会使消化慢的淀粉、蛋白质阻塞消化快的水果，多种食物搅和在胃里，使正常消化过程受阻，而水果在体内36 ℃的高温下很容易腐烂并产生毒素，影响健康。但餐前进食水果也不可取，会使正餐的进食量减少，影响营养素吸收。最佳进食水果的时间是两餐之间，在上午9—10点、下午3—4点或睡前2小时进食水果。

二、饭后立即饮茶

饭后立即饮茶，会冲淡胃液，影响食物消化。同时，茶中的单宁酸能使食物中的蛋白质变成不易消化的凝固物质，给胃增加负担，并影响蛋白质的吸收。

茶叶中含大量鞣酸，与食物中的铁元素结合，阻止铁在肠道的吸收；鞣酸与蛋白质结合成具有收敛作用的鞣酸蛋白质，使肠蠕动减慢，从而延长粪便在肠道内的潴留时间，不但易造成便秘，而且还增加了有毒物质和致癌物质被人体吸收的可能性，所以进餐后不可立即饮茶，特别不要立即喝浓茶。

三、饭后立即散步

俗话说："饭后百步走，活到九十九。"但这个"饭后"，不是指吃完饭马上开始。饭后胃处于充盈状态，即使是很轻微的运动也会使胃受到震动，增加胃肠负担，影响消化功能。饭后大量血液集中到消化道，大脑供血相对减少而出现轻微的缺血，因而有昏昏欲睡的感觉，此时散步，尤其是老年人，易发生意外。饭后立即散步对患有冠心病、心肌梗死的人可导致头昏、乏力、眩晕、肢体麻木，对患有消化道溃疡和胃下垂的患者则会加重病情。饭后宜静坐30分钟再活动。

四、酒后喝茶

酒精进入肝脏后，通过酶的作用经肾脏排出体外。而茶碱也有利尿作用，特别是浓茶中含有较多的茶碱，会使尚未分解的乙醛（酒精在肝脏中先转化为乙醛，再转化为乙酸，乙酸又被分解为二氧化碳和水）过早地进入肾脏，它对肾脏有很大的损害作用，导致小便频油和大便干燥等。所以，酒后最好不要立即饮茶，尤其不能饮浓茶。

五、粗粮越吃越少

很多老年人过多地选择吃细粮，这和本身各种器官的生理功能有不同程度减退有关系，如牙齿脱落、消化液分泌减少、胃肠道蠕动缓慢等，使机体对营养成分的吸收利用下降，所以更愿意选择容易消化的细粮。但米面在加工过程中，会损失掉很多营养成分，如大部分的B族维生素、膳食纤维等。而粗粮本身也含有很多有益的成分，如玉米中含有的谷胱甘肽具有抗衰老的功效，荞麦中含有的芦丁具有降血压的功效等。

为了方便老年人食用，针对其生理特点，可以考虑粗粮细做，尽量选择蒸、煮，少用油煎、炸的烹调方法，把饭做成粥状，既有利于老年人消化吸收，也能补充水分。

六、油越多越香

由于老年人对食物的咀嚼和吞咽开始有困难，喜欢多放油来增强菜肴的味道，大部分老年人认为菜里油越多越好吃。油是一种调味品，可赋予菜肴色、香、味，增加其适口感和润滑感，使老年人食用后觉得菜有香味，又好吞咽，还可增加饱腹感。但油的主要成分是脂肪，属于纯能量食物，如果菜中放的油过多，过多的脂肪进入身体，与肥胖、高脂血症、脂肪肝的发病率均有关。有时脂肪摄取过多，还可诱发如肠癌、乳腺癌等肿瘤的发生。

此外，有的老年人还喜欢在做菜时放上一些猪油。猪油有一股特殊的香味。但猪油中的脂肪酸大多数是饱和脂肪酸，而饱和脂肪酸是导致高脂血症的重要因素。所以老年人应尽量少吃猪油，防止机体出现脂质代谢紊乱。

所以，尽管油多不坏菜，但油多坏健康。建议老年人坚持吃清淡少油的食物，尽量纠正不良的饮食习惯。

七、盐越吃越多

中国营养学会推荐正常成年人每天盐的摄取量不超过6 g，我国居民的食盐摄入量普遍偏高，老年人因为味蕾减弱，味觉功能退化，口味更容易偏咸。为了保证老年人的健康，国外有关组织、中国营养学会老年营养分会、中国心血管疾病防治工作委员会都建议老年人的盐摄取量不超过5 g。

盐是一种咸味调味品，由钠和氯组成，钠离子可以提供最纯正的咸味，氯离子是助味剂。机体内每天只需要摄取0.5 g的盐，其余的都是为调味所用。盐是一种高渗性物质，会提高血液的渗透压，导致血管的压力增高，易造成血压升高，已患高血压和心脏病的老年人对此更应注意。

因此，代谢与排泄能力均较弱的老年人，必须减少盐对血液中水容量的影响，尽量少吃盐，不要为了口味，忘了健康。老年人要培养吃清淡饮食的好习惯，调整自己的口味，将盐的摄取量逐渐控制在5 g以内。同时，可以多吃一些含钾较丰富的蔬菜，如紫菜、海带、香菇、芦笋、香蕉、芹菜等，帮助人体排出多余的钠。

八、冰箱中的食物长期存放

很多老年人由于家中人少，往往买了或做了许多菜，没有烹饪的菜、吃不完的菜统统放在冰箱里，这种做法虽然节约，但存在着许多健康隐患。他们认为冰箱是保险箱，冰箱可杀菌、防腐，食物可长期存放。

用冰箱保存食物，是进行食物保藏的方法之一。冰箱保藏食物分为冷藏法和冷冻法，冷藏是将食物放在4 ℃左右的环境中，而冷冻则是将食物放在零下18 ℃以下的环境中。但随着保存时间的延长，食物中的有害物质也会增多。

（一）冷藏

蔬菜冷藏的时间越长，亚硝酸盐含量可逐渐增加，无论是生的菜还是烹饪好的蔬菜，都会发生这种变化。如炒熟的芹菜，用塑料碗加保鲜膜放在4 ℃冰箱中保存3天，亚硝酸盐的含量从刚放入时的0.65 mg/kg增加至2.20 mg/kg。当然其中的维生素C损失也较多。在冰箱中保存油炸食品，也会发生脂肪的氧化，如过多食用这种食物，可导致体内出现过氧化的症状；鸡蛋、面包等食品放置时间过长，也会出现发霉现象。

（二）冷冻

冷冻状态下，食物中的李斯特菌可增殖，有引发食物中毒的风险，鱼的脂肪可发生酸败现象。所以冰箱不是保险箱，存放的食物应该先入先出，存放时间不能过长。建议在冷藏时，蔬菜放置的时间不要超过3天，冷冻的食品最好不要超过15天。老年人如经常食用剩饭剩菜，食物中的有害物质会不断进入体内，对机体造成更大的损伤。

九、酗酒

酒的主要成分是酒精，营养价值非常有限。属于一种纯热量物质，远超过主食的产热量，所以长期饮酒易导致摄入热量过剩，产生肥胖。酒对老年人而言，有利有弊，少量饮用果酒或低度酒，可增加胃液分泌、增进食欲、帮助消化；但如果空腹饮酒、过量饮酒或饮用烈性酒，则会增加高血压、脑卒中等发生的概率，损伤肝、肺和神经系统的功能，还会降低胃黏膜抵抗能力、降低食欲、引发胃肠道疾病。所以，老年人绝对不能酗酒。

对于有自控能力、能够适当饮酒的老年人，最佳选择是红葡萄酒，因为其中含有花青素等生物活性物质，它们对人体的心血管系统有一定的保健作用；啤酒有限制地喝，白酒最好不喝或少喝，否则会导致能量过剩。对于需要用药物和酒进行保健的老年人，可适当喝一点药酒，特别是冬季，可用这种方法进行适当滋补。

复习参考题

论述题

谈谈我国老年人有哪些不良饮食习惯及如何改正。

第 2 节　有针对性地进行不同饮食搭配

学习指导

1. 掌握危害老年人健康的垃圾食品和节假日饮食的注意事项。
2. 熟悉老年人的四季饮食搭配和饮食与食物的关系。
3. 了解四季食物宜忌，能够为老年人提出合理的节假日膳食建议。

人到老年，身体各器官功能开始减退，尤其是味觉、咀嚼能力、消化及吸收功能，加上容易患各种慢性疾病，对饮食有特殊要求，根据老年人的生理特点和心理特征，可以有针对性地进行不同饮食搭配。

一、根据颜色选择饮食

食物的颜色可以调动起内在情绪，具有慰藉心情、增加能量的作用。各种颜色的食物营养素各不相同，不同的颜色就等于是给食物贴上了不同营养素的标签，老年人可以根据心情和喜好来选择。

（一）绿色食物

绿色食物种类最为丰富，如辣椒、黄瓜、卷心菜、生菜、豌豆等。绿色食物含有丰富的维生素C、维生素B_1、维生素B_2，还含β-胡萝卜素及多种微量元素。绿色食物给人的感觉是明媚、鲜嫩、味美。这些蔬菜对高血压及失眠者有一定的镇静作用，并有益肝脏。其中蛋白质含量比一般瓜果蔬菜高一倍，钙和铁含量高，具有降低血液黏稠度、降低血压、保护血管以及增强免疫力的功能，十分适合老年人食用。

（二）黄色食物

黄色食物有黄柿子椒、南瓜、胡萝卜、金丝瓜、柚子、橘子、玉米等。黄色食物富含维生素E，能减少皮肤色斑，延缓衰老，对脾、胰等脏器有益，并能调节胃肠消化功能。黄色食物中还含有丰富的β-胡萝卜素，能调节上皮细胞生长和分化。在防癌与抗癌方面独树一帜，能遏制肿瘤生长。

（三）红色食物

红色食物有西红柿、红辣椒、红胡萝卜、红豆、草莓、牛肉等。红色蔬菜和水果中都含有大量的β-胡萝卜素、西红柿红素。而β-胡萝卜素和红色蔬菜中的其他红色素一起，能增加人体抵抗组织中细胞的活力，因此，多吃红色蔬菜能提高人体预防和抵抗感冒的能力，并对心脏和小肠有益。红色食物还能促进血液循环，有助于减轻疲劳，有驱寒的作用，可以令人精神抖擞，增强意志力。不过进食过量，会引起不安、心情烦躁等，切记适可而止。

（四）紫色食物

紫色蔬菜维生素P含量较高，常见的紫色食物有茄子、甘蓝、圆葱等。维生素P是人体必不可少的维生素之一，是由柑橘属生物类黄酮、芸香素和橙皮素构成的。在复合维生素C中都含有维生素P，也是水溶性的。它能增强人体细胞之间的黏附力，提高毛细血管的韧性，防止血管脆裂出血，保持血管的正常形态，可以降低患脑血管栓塞的概率、改善血液循环，对心血管疾病的防治有良好的作用，适合老年人。维生素P主要和维生素C共同起作用，能防止维生素C被氧化而受到破坏，增强维生素C的效果。许多营养学家认为，每服用500 mg维生素C时，最少应该同时服用100 mg生物类黄酮，增强它们的协同作用。橙子、柠檬、杏子、樱桃及荞麦粉均含有维生素P。

（五）黑色食物

黑色食物有黑茄子、海带、黑香菇、黑木耳、菌类、黑芝麻、荞麦等，通常含铁量高，并能刺激人的内分泌和造血系统，促进唾液的分泌，有益肠胃，帮助消化。

（六）白色食物

白色食物有茭白、莲藕、竹笋、白萝卜、豆腐、豆浆、酸奶、葱、蒜等，给人以质洁、鲜嫩的感觉，对调节视觉和安定情绪有一定的作用，对高血压和心脏病的老年患者大有益处。

二、四季饮食搭配

（一）春季

春季是四季之首，处于冬季和夏季之间，是极寒与极热天气的过渡时期，天气时而风和日丽，时而寒风冷雨。在这样变化多端的天气里，老年人多发风寒感冒，还会诱发风湿性心脏病、冠心病、上呼吸道感染等疾病患者的病情加重。《黄帝内经》里记载"风者，百病之始也"，当春季的风气变身为风邪时，会给老年人带来疾病的不适与苦恼，如常见的感冒、肺炎、咽喉痒痛、头痛和少发的抽搐、颤抖、痉挛，以及不明病因的头晕眼涩、舌红少津等，都是风邪在作祟。所以，春季老年人应注意预防各种传染病和流行性疾病。

按中医学的观点，自然界的春、夏、秋、冬四季与人体的心、肝、脾、肺、肾五脏的调养息息相关。随着春季阳气的升发，人体的肝气和肝火也随之上升，所以春季与肝脏相关，春季饮食重在保肝、养肝。同时，肝炎、高血压、头晕目眩等疾病也会随着肝气、肝火的上升更易发生。伴随着阳气升发，气血活动加强，新陈代谢趋于旺盛，老年人、体弱多病者更易产生不适症状，因此，必须增加饮食的营养以满足机体的需求。

1. 宜食用温补阳气的食物

早春气候较冷，适宜选用如胡萝卜、薯类、大葱、黑米、燕麦、糯米等温补阳气的食物，使人体阳气充实，增强机体抵抗力。但春季又是生发季节，老年人还应多吃一些动物肝脏、鸡肉、鱼肉、蛋黄、牛奶、豆浆等食物，以满足机体代谢日趋活跃的需要。

值得一提的是，春季应多吃韭菜，韭菜俗称"起阳草"，性温，最适宜保养人体内的阳气。吃韭菜不但可以养肝，增强人体的脾胃之气，其中丰富的膳食纤维还能刺激消化液分泌，增进食欲，促进胃肠蠕动，防便秘。

2. 适宜补充含硒丰富的食物

硒是人体谷胱甘肽过氧化物酶的活性成分，对细胞膜有一定的保护作用，还对一些化学致癌物有抵抗作用。小麦胚芽、糙米、葱、蒜以及海鲜类、动物内脏、肉类含硒较多，多食此类食物有助于护肝养肝。

3. 饮食应清淡

吃油腻的食物容易产生饱腹感，使人感到疲乏无力。多食新鲜蔬菜、水果和谷类等多膳食纤维的食物，以弥补体内维生素、矿物质摄取的不足。如胡萝卜、柑橘等含维生素A的黄色、绿色水果和蔬菜，具有保护和增强上呼吸道黏膜、呼吸器官上皮细胞的功能，可抵抗各种疾病因素侵袭；卷心菜、菜花、茼蒿等可增强机体的抗病能力。而春季患口角炎、舌炎、夜盲症的患者增多，大都是因为新鲜蔬菜吃得少造成的。不宜进食羊肉、狗肉、辣椒、花椒等大辛大热之物，防止邪热化火、变发疮痈疖肿等。

4. 宜选少酸食物

春季肝气旺盛，容易出现脾胃虚弱等疾病，酸味食物会使肝功能更加亢奋，导致脾胃功能下降，所以春季饮食宜选辛、甘、温的食物，清淡可口，忌油腻、生冷和刺激性食物，如红枣、黄鳝、鲫鱼、山药都很适合。老年人还宜选择如鸡肉、猪瘦肉、豆类、新鲜水果、蔬菜，既能健脾壮阳，又利于消化。

5. 多食滋润食物

春季易口干舌燥，皮肤粗糙，容易出现咽喉痛、干咳的症状，可食梨、蜂蜜、白萝卜、草莓、赤豆汤等食物。

在春季，适合老年人食用的一日推荐食谱见表5-1。

表5-1　春季老年人一日食谱

餐　　次	食物和用量
早餐	馒头（富强粉50 g），燕麦粥（燕麦25 g，大米50 g），雪梨胡萝卜汁（雪梨25 g，胡萝卜50 g），红枣豆浆（红枣20 g，150 mL）
午餐	赤豆米饭（赤豆50 g，大米100 g），韭菜炒鸡蛋（韭菜100 g，鸡蛋50 g），熘肝尖（猪肝100 g，胡萝卜50 g），茼蒿炒肉（茼蒿50 g，猪瘦肉50 g），柑橘（100 g）

餐　　次	食物和用量
晚餐	馄饨（猪瘦肉50 g，富强粉100 g，香菇10 g），素炒菜花（菜花100 g），白砂糖山药（山药100 g，白砂糖10 g），草莓（100 g），全日烹调植物油20 g、盐5 g

（二）夏季

夏季是一年中最热的季节，是阳气旺盛外浮的季节，此时气温较高，机体大量出汗，随着汗液丢失大量的水分、钠、氯、钾、钙、维生素B_1、维生素B_2、维生素C等营养物质。人体损失过多的水分不仅会造成体内电解质紊乱，严重者还会出现中暑的症状，需要补充大量水分，多食用性凉的瓜果蔬菜来祛暑清热。

由于老年人生理特点和胃肠功能减弱所致，处于炎热环境中，消化液分泌减少，胃肠道消化能力下降，导致食欲大减。如果不注意合理饮食，就会出现头昏、四肢无力等营养不良症状。

除了高温，多雨是夏季的第二大特征。不论是雷阵雨、暴雨，还是绵绵细雨，都可以起到净化空气、降低气温、保持空气湿度的作用，这些都有利于人体的健康。然而，炎热多雨的天也会诱发老年人身体的不适，如肺部感染、热伤风等疾病。所以老年人在夏季应注意营养，防止饮食不当导致机体的损害。

1. 夏季饮食宜清淡

夏季胃液分泌减少，胃肠蠕动减慢，易出现腹胀、腹泻、便秘等症状。应少吃油腻食物，因为含脂肪多的食物不但抑制胃酸分泌，还能刺激胃产生一种抑制自身蠕动的物质，延长食物在胃中的停留时间，加重胃肠负担，影响消化。因此，在饮食安排上要力求清淡、爽口，多食新鲜蔬菜、水果、瘦肉、鲫鱼、鸭肉及各种营养粥，如绿豆粥、银耳粥、荷叶粥等均为清暑解热之品。

2. 适宜吃苦味食物

苦味食物中含有生物碱类物质，具有清热消暑、舒张血管促进血液循环等作用。老年人适量吃点苦味食品，能清心除烦、醒脑提神，还可以增进食欲、健脾利胃，如苦瓜、芹菜、苦菊、苦荞麦、苦丁茶、咖啡等苦味食物均可以选择。

3. 控制过量冷饮

夏季气候炎热，有的老年人也喜欢吃冷食和冷饮，但"养阳"要求夏季少食冷饮。因为夏季人体皮肤毛孔疏松，散热较多，这就消耗体内的"阳气"。中医认为，胃喜暖而恶寒，生瓜、冷饮、凉饭等最易损伤脾胃虚弱的老年人胃肠，而致腹泻、泻痢等疾病。可适当选用清凉解暑的饮品，如淡盐水、绿豆水、菊花茶等，补充身体出汗造成的消耗。

4. 采取多种形式促进食欲

老年味蕾减弱，总感觉嘴里没有味道，爱吃口味较重的食物。夏季天热，食欲更加减弱，因此要注重菜肴的色、香、味，食物应多样化，可适当吃点凉拌菜或酸、辣食物，尽量在凉爽环境中用餐，餐前可适当饮水，还可选用些凉的稀饭和各种食疗汤品。如赤豆粥有消水肿、补肾、治脚气的功效；百合粥有润肺止咳、养心安神的功效；银耳粥有助于治疗慢性支气管炎和高血压等。

5. 注意食品安全

夏季食物易变质，老年人比较节俭，一餐食物吃不完，将剩菜放在冰箱，反复加热，但冰箱也会导致食物腐败变质，如霉菌可在0 ℃以下的环境中生长。老年人如吃了不洁的食物，则会导致食物中毒。所以，夏季饭菜应现做现吃，不要过夜。

6. 多吃丰富的蔬菜、水果

夏季蔬菜种类丰富，不仅含有多种营养物质，大多都有清凉祛暑的作用，应该多吃。如冬瓜，有清热解暑、利水化痰的功效，无论煮汤、炒菜，都应清淡。其他清淡、有营养的蔬菜都可多食，如豆芽、豆腐、木耳、海带、西红柿、黄瓜、南瓜、丝瓜及各种绿色蔬菜，在食用之前一定要清洗干净，防止发生肠道传染病和寄生虫病。

水果的有机酸可刺激食欲，有利于消化。多吃些应季的水果，补充由于夏季出汗丢失的水溶性维生素，特别是维生素C，其对提高耐热能力有一定的作用，如甜瓜、桃、李子、杏等，都可以生食或制成果汁饮用。其中，水果中的西瓜为瓜果之首，是消暑、利尿、解渴的佳品，但西瓜性寒，一次不能吃得过多。

在夏季，适合老年人食用的一日推荐食谱见表5-2。

表5-2　夏季老年人一日食谱

餐　　次	食物和用量
早餐	荷叶粥（荷叶20 g，大米50 g），发糕（玉米面50 g），凉拌海带丝（海带丝50 g），酸奶（200 mL）
午餐	绿豆米饭（绿豆50 g，大米100 g），苦瓜煎蛋（苦瓜100 g，鸡蛋50 g），凉拌鸭肉丝（鸭肉100 g，黄瓜50 g），西芹百合（西芹50 g，百合20 g），西瓜（200 g）
晚餐	凉拌面（富强粉75 g，猪瘦肉20 g，香菇10 g，胡萝卜20 g），糖醋鲫鱼（鲫鱼100 g），花生炒芹菜（花生50 g，芹菜50 g），桃（100 g），全日烹调植物油20 g、盐5 g

（三）秋季

《黄帝内经》中提出"秋冬养阴"，秋冬阳气内敛，易伤体内阴气，秋季气候特点是由热转凉、气候干燥，养阴的关键是防燥，老年人饮食应以润燥祛火、滋阴润肺为原则。

秋季的气温呈现逐渐下降的趋势，具有昼夜温差大、冷暖不定的特点，气温的变化无常会导致旧疾复发，卒中、支气管炎、哮喘、胃病、流行性感冒等疾病也相继进入高发期。同时，秋季降低的气温和夏季渗入地表的雨水相遇之后易出现大雾天气，这些雾气会导致老年人呼吸道疾病频发。许多老年人喜欢晨练，但秋季却不适合过早出门，以免过多吸入有害物质而影响身体健康。老年人想要安然度过"多事之秋"，除了坚持早睡早起、体育锻炼等起居习惯，还要通过合理饮食调节提高机体对环境的适应能力和对疾病的抵抗能力。

1. 润燥之中防寒凉

秋季秋高气爽，气候干燥，易发生咳嗽或干咳无痰等症。此时最好吃些雪梨、鸭梨，蒸熟滋阴，生食清火，对防燥有益。但立秋之后的瓜果不可多吃，除少数的如荔枝、龙眼、葡萄外，其余的性味均偏寒凉，多吃会伤脾胃的阳气，导致腹泻、下痢等急慢性胃肠道疾病的发生，所以老年人食用水果时要注意适量。

2. 润燥之中要滋阴

随着暑气的消退，老年人食欲逐渐增加，但如不注意饮食起居的调养，便会出现腰膝酸软、食欲不振、咽干舌燥、烦躁多梦等气虚阴虚的症状。因此，深秋时节适当多吃些补气滋阴、生津润燥的食品十分有益，如梨、白萝卜、苹果、银耳、藕粉等有清肺润燥、降气、化痰、止咳之功效的食物。

3. 饮食宜养肺

秋季雨量减少，气候干燥，容易伤及肺阴，导致咳嗽、鼻干、喉痛、胸痛等呼吸系统疾病，所以多吃雪梨、柿子、核桃、藕、菠菜、猪肺或者蜂蜜萝卜汁、双耳汤等滋阴润肺的食物以养肺气。

4. 饮食多酸少辛辣

中医认为五味入五脏，如辛味入肺脏、酸味入肝脏、咸味入肾脏。秋季肺功能偏旺，如多吃辛味食品，会使原本偏旺的肺气更加旺盛，还会伤及肝气，导致肝气衰弱，影响人体健康。所以，葱、姜、辣椒等食物不适合秋季食用，多吃柠檬、山楂、柚子、石榴、西红柿等蔬菜和水果，增加肝脏功能，达到补肝、养肺的目的。

5. 汤粥宜祛燥

初秋时节，天气仍较热，脾胃抵抗力减弱，汤粥类食物有助于养胃、生津液，对健身十分有益。山楂排骨汤、百合冬瓜汤、白萝卜粳米粥、橘皮粳米粥都是常见的秋季佳品，都有健脾胃、补中气的功效。

6. 温补选鱼类

为了让身体逐渐适应愈加寒冷的天气，老年人应该适时适量进行温补。鱼类性温益气，脂肪含量低，而蛋白质、矿物质含量丰富，既可以给身体储存能量，又不至于摄入过多的饱和脂肪酸导致发胖，是温补的佳品，如鲫鱼、草鱼、鲤鱼、带鱼等均可食用。

在秋季，适合老年人食用的一日推荐食谱见表5-3。

表5-3　秋季老年人一日食谱

餐　次	食物和用量
早餐	山楂银耳粥（银耳20 g，山楂10 g，大米50 g），鸡蛋饼（鸡蛋20 g，富强粉50 g），凉拌藕片（藕50 g），五谷豆浆（200 mL）
午餐	米饭（大米100 g），南瓜红枣排骨汤（南瓜100 g，排骨50 g，红枣20 g），西红柿大头菜（西红柿100 g，大头菜50 g），土豆萝卜丝（土豆50 g，胡萝卜50 g），荔枝（100 g）
晚餐	花卷（富强粉100 g），清蒸黄鱼（黄鱼100 g），菠菜猪肝汤（猪肝50 g，菠菜100 g），芹菜炒粉（芹菜100 g，粉条50 g），雪梨（100 g），全日烹调植物油20 g、盐5 g

（四）冬季

冬季正是老年人进补的好时机，以食补为主、药补为辅，也可采用药膳的方法药食并进。在进补时，必须注意人的体质与病情，如阳虚者常食猪肉、牛骨髓、羊肉、鸡肉；阴虚者常食鹅肉、鸭肉；血虚者可用补阴的肉食，外加当归、何首乌、鸡血藤等补血之药物等。总之，冬季进补是养生的一项重要措施，老年人应当抓住这一时机保养身体。

冬季是最寒冷的季节，这个季节阴盛阳衰，阳气的收敛使人体内的津液不能从体表散发，只能由膀胱和肾脏排出，加重肾脏的负担，所以冬季是老年人肾炎、遗尿、尿失禁、水肿等加重或复发的高发期。在寒冷天气中，老年人的抵抗力明显下降，呼吸系统、消化系统、心肺功能都发生了一定程度的紊乱，所以冬季也是感冒、气管炎、咳嗽、风湿、关节炎的高发时期。为了增强老年人抵御寒冷、强身健体、与疾病抗争的能力，应通过合理饮食来为身体建起一道保暖屏障。

1. 多食富含蛋白质、脂肪以及热量高、御寒效果好的食物

在冬季，由于心跳加快、经常寒战等，机体的热量消耗增多，老年人可适当多吃一些热量高的食物，除保证主食的摄取外，可多摄入如羊肉、鸡肉、牛肉、海参、虾等动物性食物。蛋白质有助于机体的御寒，尤其是富含硫氨基酸的食物，所以老年人应多喝鸡汤、鱼汤等。脂肪很重要的一个生理功能就是抵御寒冷，在冬季老年人适合多吃一些含不饱和脂肪酸较多的食物，如鱼、坚果等。

2. 选择养肾食物

肾和营养物质的代谢息息相关，老年人身体是否健壮与肾的强弱有关。当寒冷到来时，人体需要有足够的热量御寒，如果肾功能虚弱，就会出现"阳气"虚弱现象，甚至出现头晕、心悸、气短、腰膝酸软、小便失禁等症状。

所以，冬季养肾不仅可以防止某些疾病的发生，还可以增进健康。老年人宜食用温肾之品，如羊肉、鸡汤等。从中医理论来说，肾主咸，心主苦，所以冬季适宜食用减咸味增苦味的食物，以助心阳达到养心气的目的，可以选用如苦菊、芹菜、苦丁茶等。

3. 注意摄取多种蔬菜和水果

冬季大部分植物停止生长，应季的蔬菜和水果急剧减少，导致老年人身体处于水溶性维生素严重不足的状态，内分泌、酸碱平衡发生紊乱，严重缺乏时还会导致口腔溃疡、牙龈出血、便秘等。所以，冬季应注意多摄取蔬菜和水果，如苹果、橘子、柚子、白菜等。此外，薯类食物可以为人体提供多种维生素，冬季可以多食用如红薯、马铃薯等，还有清内热、祛瘟毒作用。

4. 补充含钙和铁的食物

冬季日晒时间短，老年人易出现维生素D不足，导致钙吸收障碍，老年人一方面要多晒太阳或适当补点鱼肝油；另一方面还要注意补钙，可提高机体御寒能力，如从牛奶、豆制品、虾皮、动物血、猪肝、黑芝麻、黑木耳、海带、紫菜中摄取钙。

冬季机体产能需要氧气的帮助，没有足够的铁，就不能携带氧气参加体内的氧化产能，就会出现怕冷等表现，所以老年人要适当补铁，多吃猪肝、全血、肉类、木耳等食物。

5. 多补充维生素类食物

维生素A和维生素C对血管有较好的保护作用，可以增强耐寒能力和对寒冷的适应能力。含维生素A丰富的食物为动物肝脏、禽蛋、鱼肝油、胡萝卜、深绿色蔬菜等。新鲜蔬菜和水果可为人体提供维生素C，如圆白菜、白萝卜、绿豆芽、黄豆芽、白菜、油菜、猕猴桃、柠檬、柚子等。许多B族维生素与机体的能量代谢有关，要保证机体的产能御寒，可从动物肝脏、肾脏中获得大部分B族维生素。

在冬季，适合老年人食用的一日推荐食谱见表5-4。

表5-4　冬季老年人一日食谱

餐　　次	食物和用量
早餐	黑芝麻糊（黑芝麻50 g），水饺（面粉50 g，鸡蛋50 g，虾皮10 g，圆白菜20 g），凉拌海带丝（海带丝50 g），酸奶（200 mL）
午餐	黑豆米饭（黑豆50 g，大米100 g），葱爆羊肉（羊肉100 g，葱50 g），萝卜条汤（白萝卜100 g，胡萝卜50 g），香菇油菜（油菜50 g，香菇20 g），猕猴桃（100 g）
晚餐	荞麦馒头（富强粉75 g，荞麦30 g），氽虾肉丸子（虾100 g，香菜10 g），树椒土豆丝（土豆100 g，树椒10 g），肉皮黄豆芽（肉皮20 g，黄豆芽50 g），苹果（100 g），全日烹调植物油20 g、盐5 g

三、危害老年人健康的垃圾食品

（一）油炸食品

油炸食品热量高，含有较高的油脂和氧化物质，会破坏维生素，使蛋白质变性，老年人如果经常食用易导致肥胖，还会导致高脂血症、冠心病。食用油的沸点为210℃，反复高温会产生氧化、水解、热聚合等化学反应，产生醛、低级脂肪酸、氧化物等。这些物质对人体酶系统有破坏作用，长期积蓄于体内，可诱发癌症。

油条是老年人爱吃的早餐，炸油条的油大多是陈油，陈油不够加新油，日积月累，导致陈油里含有致癌物。另外，油条里掺入碱及明矾（起蓬松作用），每天吃一根油条，人体脑组织中铝含量会增多，使记忆力减退、行动迟缓、智力减退、过早衰老。所以，老年人不宜多吃油条。

（二）腌制类食物

1. 大量吃腌菜，引起人体维生素C缺乏和泌尿系统结石

蔬菜被腌制后，维生素C完全被破坏，腌菜中还含有草酸和钙，由于它酸度高，食用后不易在肠道内形成草酸钙被排出，而是会被大量吸收，草酸钙就会结晶沉积在泌尿系统形成结石。

2. 含有致癌物质亚硝酸胺

腌制类食品在加工过程会加入很多盐，盐中含有亚硝

酸盐、硝酸盐等杂质；另外在腌制过程中，食品易被细菌污染，产生少量的亚硝酸盐，可能含有亚硝酸胺。

（三）加工肉制品

（1）含有致癌物亚硝酸盐，有防腐和上色的功效，如火腿肠、烧鸡等。

（2）添加大量添加剂，加重肝脏负担，损坏肾功能。

（3）使大量营养素流失。

（四）饼干类食品

世界卫生组织曾调查23个国家人口死亡的原因，结果是多吃糖比吸烟的危害更大。长期食用含糖量高的食物会使人的寿命明显缩短，所以老年人一定要少食用饼干类食品。

1. 糖分过高引发维生素摄入不足，免疫功能下降

经常食用糖分高的饼干，由于摄入能量太多，容易产生饱腹感，影响机体对其他营养物质的吸收。饼干中的糖分在体内的代谢要消耗多种维生素和矿物质，这样会造成体内缺乏维生素和矿物质。长此以往，会导致营养缺乏、发育障碍、肥胖等疾病。

2. "反式脂肪酸"的危害

在饼干制作过程时会加入一种人造脂肪，叫作反式脂肪酸，它使饼干味美香酥、甜而不腻。有研究表明，"反式脂肪酸"不仅影响人体的免疫系统，还会增加血液黏稠度、提高血液中低密度胆固醇（LDL，坏脂蛋白）、降低

血液中高密度胆固醇（HDL，好脂蛋白），容易导致血栓、动脉硬化和糖尿病的发生。

老年人在购买食品时，应注意包装上写着"植物奶精""植脂末""起酥油""麦淇淋""氢化植物油""植物奶油"等字样，它们都属于"反式脂肪酸"。

（五）碳酸饮料

碳酸饮料独特的清爽风味和不可替代的夏季消暑解渴功能，使它深得人们的喜爱，也不单单是年轻人的专利，很多老年人也喜欢饮用。但是，近年来研究表明，常喝碳酸饮料对人体的副作用非常大。具体包括：

（1）饮用过多会抑制人体内的有益菌，破坏消化系统功能。

（2）碳酸饮料中含有的糖分，会增加肾脏负担，容易造成龋齿。

（3）碳酸饮料都含有一定的磷酸，常喝会破坏人体中的钙、磷平衡，影响人体对钙质的吸收并使骨骼钙溶解，造成骨质疏松。

（六）方便类食品

方便类食品主要是指各种"方便面"和"膨化食品"，由于味道较重，老年人有时不愿意做饭就会选择食用，但它的问题包括以下几种：

（1）盐分含量高，增加肾脏负担，导致血压升高。

（2）只有热量，基本没有营养成分。

（3）含有大量的防腐剂和香精，对肝脏有潜在的不利影响。

（七）罐头类食品

罐头类食品因为方便食用、贮存时间长，受到老年人的喜爱，但是肉类罐头采用121 ℃高温高压加热方式灭菌，同时也会使维生素和氨基酸遭到破坏，使蛋白质变性。

（八）蜜饯类食品

由于老年人本身咀嚼功能减弱，不愿意选择新鲜水果，错误地认为蜜饯类营养价值基本相同。但蜜饯在加工过程中，为了使制品色泽美观，常在腌制前对原料进行硫处理，抑制氧化变色，并具防腐作用。进行硫处理会使蜜饯含有大量亚硝酸盐，在胃肠道的酸性环境中可转化为亚硝酸胺，形成潜在的致癌物质。蜜饯中也含有大量糖精、香精等添加剂，可能损害肝脏等脏器。所以，老年人应尽可能地选择容易咀嚼和消化的新鲜水果食用，如桃子、葡萄、香蕉等。

（九）冷冻类食品

冷冻类食品包括冰淇淋、冰棒和各种雪糕等，是老年人夏季尤其喜欢的食品。但这类食品食用过多会带来三大问题，包括：

（1）含有较多的奶油，易导致肥胖。

（2）由于高糖，会降低食欲，并引起血糖和血脂升高。

（3）温度过低还会刺激胃肠道。

（十）烧烤类食物

老年人常吃烧烤食品，其中含有的亚硝酸盐超标，木炭燃烧还会产生致癌物质苯并芘，直接污染食品，会增加胃癌、肠癌、乳腺癌等疾病的发病率；温度过高会导致蛋白质变性，加重肾脏、肝脏负担；为了使烤出来的肉口感细嫩，要加"嫩肉粉"来腌制，嫩肉粉含有亚硝酸盐。所以，老年人最好不吃烧烤类食物。

四、节假日饮食

随着人们生活水平的不断提高，节假日与亲朋好友聚餐，在饮食方面过度过量、暴饮暴食毫不节制，在我国的餐桌上已是一种"文化"。很多平时注意饮食的老年人，也免不了多喝几杯、多吃几口；往日难得回家的儿女，也为父母奉上精心烹制的菜肴和特别选购的补品。然而，一些老年人在享受这份温馨与幸福的同时，也不知不觉地摄入了过多的酒精和油脂，在当时或事后出现腹胀腹泻或胃肠不适，有的还感到头痛头晕，甚至引起很严重的后果。特别是一些已患慢性疾病如高血压、心脏病、糖尿病的老年人，如不注意饮食节制，就可能导致旧病复发或加重已有病情。因此，科学的节假日饮食应注意以下几点问题。

（一）三餐规律

老年人饮食要有规律，尽可能定时定量，少食多餐，不饥不饱。节假日心情愉快，容易进食量大增，晚睡晚起会打乱三餐规律，常常是早餐不吃、午餐乱吃、晚餐多吃。这种做法会导致消化不良，对老年人的健康非常不利，引发急性胃肠炎、急性胰腺炎等消化系统疾病，使血脂、血糖、尿酸等升高，慢性疾病如高血压、心脏病等患者病情加重，还可能危及生命。所以，在节假日期间，也必须保持三餐规律，做到"早要好、午要饱、晚要少"。早餐一定要吃好，而晚餐一定要少吃，吃得过饱可使膈肌上升，影响心肌供血，这是心肌梗死的危险因素。

（二）切忌暴饮暴食

暴饮暴食是指在短时间内进食大量食物，超过机体胃肠功能的负荷。在节假日，老年人暴饮暴食的情况也很多见，其危害更大，从近期看，过饱可导致急性胃肠炎、急性胰腺炎、胆囊炎等多种消化系统疾病发生，甚至诱发心脏病发作等；从远期看，过饱会使体内热量过剩，引起肥胖，体重上升，并加速衰老进程；从营养素吸收角度看，一次性摄入大量食物，会使大部分营养素无法被吸收利用，造成浪费。我国人民根据长期的养生经验总结的"食不过饱"说法，对老年人特别重要。"每餐七分饱"也被认为是老年人延年益寿的根本保障，在节假日期间更应遵循这条原则。

（三）合理选择食物

肥肉、油脂和甜食在节假日的餐桌上一直扮演着不可替代的角色，很多老年人平时比较注意，但节假日期间放松控制，这三者吃得过多，引起热量、脂肪及胆固醇等的摄入较平时增加许多，使饱腹感增加，影响食欲，还可能引发或加重如高脂血症、心脑血管疾病、肥胖症等慢性疾病。所以，在节假日选择食物要点如下：

（1）为保证身体健康，人体血液应呈微碱性，如果呈酸性，人就容易疲劳，抵抗力也会下降。节假日期间大量食用动物性食物均属酸性，应配有蔬菜和水果等碱性食物。

（2）零食、饮料要控制摄入量，如瓜子、花生、糖果等小食品中油脂、糖、盐较多，过多食用，难以消化，还会导致口干舌燥、腹胀，饮料则会使体内渗透压升高，越喝越渴，可换成清淡的热茶或新鲜水果。

（3）生冷食品的卫生难以保证，建议少食。

（4）饮酒时，多吃些糖醋烹饪的菜肴，对健康是十分有益的。如糖醋鱼、糖醋排骨、糖醋莲藕及其他糖醋凉拌菜等。因为饮酒对肝脏不利，而糖对肝脏及血液循环却有一定的保护作用。酸性食物与酒中的乙醇产生酯化反应，生成醋酸乙醇，能减轻乙醇对中枢神经系统的不良作用，又有一定的解酒效果。

（四）少量低度饮酒

在节假日，老年人都会喝点酒。目前研究发现，老年人少量饮酒能使血压下降，尤其是喝红葡萄酒，还有助于预防动脉粥样硬化。但越来越多的研究和报道表明，如果老年人喝酒不节制，会使食欲下降，食物摄入量减少，以致发生多种营养素缺乏、急性或慢性酒精中毒、酒精性脂肪肝，严重时还会造成酒精性肝硬化。酒对血压的作用是"U"形的，即少量饮酒可使血压下降，而过度饮酒会增加患高血压、卒中等疾病的危险；饮酒还会增加患某些癌症的危险。此外，过度饮酒可能会导致事故及暴力的增加，对个人健康和社会安定都是有害的。

能够很好地进行自我控制的老年人，可以适当有节制地饮酒。老年男性一天内饮酒量折合的酒精量应不超过25 g，相当于啤酒750 mL，或葡萄酒250 mL，或白酒75 mL；而老年女性一天饮酒量折合的酒精量应不超过15 g，相当于啤酒450 mL，或葡萄酒150 mL，或白酒50 g，不能喝高度白酒。而对于不能很好地控制饮酒量的老年人，最好不要喝酒，否则对健康产生危害。对于已有高血压、高脂血症、糖尿病等疾病的老年人，应以不喝酒为佳。

（五）注意饮食卫生

节假日期间，应特别强调老年人进餐环境和餐具的整洁与卫生，应选择没有变质、变色和变味的食物。不洁变质的食物可对老年人造成极为严重的危害。

同时，节假日期间家里食品的量会比较多，剩下的饭菜回锅时未能煮透容易引起食物中毒。以肉类为例，如果烹调温度达不到100℃，就不能杀死其中的寄生虫和病菌。另外，吃涮火锅、海鲜、烧烤等，最容易使食物处于半生不熟的状态，此时寄生虫卵最为活跃，食用后被感染的概率也很高。

食物是细菌等微生物最好的培养基，剩饭剩菜如果放置不当，就会引起许多微生物污染或产生毒素。如蛋白质丰富、水分较多，同时有一定淀粉的食物（奶油糕点、剩饭、凉粉、糯米凉糕等），若存放在37℃左右、通风不良或氧分压降低的环境中，其中污染的金黄色葡萄球菌就易形成毒素，引起食物中毒。

（六）清淡饮食

调味品可使食物变得有滋有味，促进人们的食欲，还可去腥解腻。有些调味品本身就具有营养保健作用，如醋，既可调味，又可杀菌，还可入药，可谓一举多得，适合老年人食用。但也有些老年人喜欢刺激性较大的调味品和食品，如芥末、辣椒、浓茶、浓肉汤、浓咖啡等，虽可满足一时口味的需要，但时间长了对身体不利，会引起胃肠刺激、消化不良、大便干燥、便秘、失眠、情绪不稳等。我国居民的食盐摄入量普遍偏高，老年人因为味蕾减弱，味觉功能减退，口味更容易偏咸，每天摄取食盐过多，易造成血压升高。已患高血压和心脏病的老年人对此更应注意。所以，老年人节假日饮食中的调味品，应突出"温和"二字。任何辛辣刺激者，均为大忌，食盐量应控制在5 g以下。

（七）足量饮水

节假日期间运动量会相应减少，容易发生便秘、痔疮或泌尿系统结石，所以要注意摄取足够的水分。以白开水最健康、最经济，老年人每天饮水量应在1 200 mL。

节假日是老年朋友享受天伦之乐的日子，是老年朋友享受美味佳肴的日子，更应该是老年人身心充分得到休息和调养的日子，不要忽视均衡营养、合理饮食、安全卫生的原则。愿所有老年人在科学饮食的陪伴下，度过美好的节假日！

复习参考题

一、简答题

1. 简述节假日如何进行饮食调整。

2. 简述危害老年人健康的垃圾食品种类。

二、论述题

1. 谈谈四季饮食搭配的要点。

2. 根据食物颜色给老年患者推荐一日食谱。

（王　瑞　王璐璐）

附　录

附录 1　常见营养筛查评估工作表

第一步：首次营养筛查。

项　　目	是	否
BMI＜20.5		
患者在过去3个月内体重有下降吗		
患者在过去1周内摄食量有减少吗		
患者有严重的疾病吗（如ICU治疗等）		

是：如果上述问题中任意一个问题的答案为"是"，则直接进入第二步。

否：如果上述全部问题的答案均为"否"，则应每周重复调查1次。如患者有接受大手术治疗的计划，可提前对其实施预防性营养支持计划，以避免营养风险。

第二步：最终筛查。

（1）营养受损状态评分：

程　度	分　值	具体指标参数
没有	0分	正常营养状态
轻度	1分	3个月内体重下降大于5%或食物的摄入比正常所需降低25%～50%
中度	2分	BMI=18.5～20.5，且一般情况差或2个月内体重下降大于5%或食物的摄入比正常所需降低50%～75%
重度	3分	BMI<18.5，且一般情况差或1个月内体重下降大于5%（或3个月体重减少15%）或一周前食物的摄入比正常所需低75%～100%

营养受损状态得分：

（2）疾病严重程度评分：

程　度	分　值	具体指标参数
没有	0分	正常营养需要量
轻度	1分	营养需要量轻度增加：髋关节骨折，慢性疾病存在急性并发症者，肝硬化，慢性阻塞性肺疾病，糖尿病，血液透析，一般肿瘤患者

续表

程　度	分　值	具体指标参数
中度	2分	营养需要量中度提高：卒中，腹部大手术，重度肺炎，恶性肿瘤患者
重度	3分	营养需要量明显提高：颅脑损伤，骨髓移植，急性生理与慢性健康评分（APACHEⅡ）大于10分的ICU患者

疾病严重程度得分：

（3）年龄大于70岁者，得1分；反之，得0分。

总得分为（1）、（2）、（3）的得分总和。

结果：

当总得分大于或等于3时，患者存在营养不良的风险，应结合临床，制订营养支持治疗计划；

当总得分小于3时，应每周重复进行营养风险筛查。

附录 2　MNA-SF

序号	问　　题	分值	具　体　参　数	得分
（1）	过去3个月里，是否因食欲不振、消化问题、咀嚼或吞咽困难而减少进食量	0 1 2	进食量严重减少（＞75%） 进食量重度减少 进食量没有变化（＜±10%）	
（2）	过去3个月里，体重是否下降	0 1 2 3	体重下降（＞3 kg） 不知道 体重下降（1～3 kg） 体重没有下降	
（3）	活动能力	0 1 2	需长期卧床或坐轮椅 可以下床或离开轮椅，但不能外出 可以外出	
（4）	过去3个月里，患者是否受到过心理创伤或患有急性疾病	0 2	是 否	

序号	问 题	分值	具 体 参 数	得分
（5）	精神心理问题	0	严重痴呆或抑郁	
		1	轻度痴呆	
		2	无精神心理问题	
（6）	体脂指数BMI ___ kg/m^2	0	BMI＜19	
		1	19≤BMI＜21	
		2	21≤BMI＜23	
		3	BMI≥23	
（7）	小腿围（CC）_____ cm	0	CC＜31	
		3	CC≥31	

MNA-SF最终得分：

结果：

得 分	营 养 状 态
12～14	正常
8～11	存在营养不良风险
0～7	营养不良

附录 3　　常见食物营养成分含量

表1　五谷杂粮

种类	糖	蛋白质	脂肪	维生素						矿物质				膳食纤维	能量
				A	E	C	B₉	B₆	B₁₂	钙	铁	钾	锌		
大米	76.3	7.3	0.3		0.49	7.3	2.2	1.5	19.1	7	1.5	103	1.1	0.8	337
小米	76	9.7	3.5	12	4.1		33	0.45	68.5	29	4.7	285	3.7	1.7	374
小麦	78	12	1.5	15	0.8		7.2	0.4	18.6	16.8	2.8	133	0.7	0.2	373.5
玉米	72.2	8.5	4.3	54	2.1	9.2	17	0.35	16.7	22	1.6	244	1.5	9.8	361.5
黄豆	25.3	43.2	17.5	33.2	19.2		276	0.7		367	11	1 930	4.5	4.6	429.5
绿豆	58.9	22	0.7	68	15.5	3.4	121	0.7		155	6.3	1 825	3.65	5	329.9
山药	14.4	1.7		2.6	0.5	8	13	0.18		16	0.8	473	0.62	0.6	64.4
莲子	61.8	16.6	2		3.9	3.8				120	4.9	2 057	2.51	2.8	331.6
花生	5.2	27.6	50	5.4	3.84	9.8	70.2	0.81		7.6	3.9	674	2.33	6.8	581.2

续表

种类	糖	蛋白质	脂肪	维 生 素						矿 物 质				膳食纤维	能量
				A	E	C	B₉	B₆	B₁₂	钙	铁	钾	锌		
核桃	10	13.8	59	7.6	57		87.3	0.52		72.5	2.8	467	3.52	8	626.2
葵花	19.4	19	48.6	1.2	24		2.67	1.8		107	7.3	615	5.2	4.4	591
红薯	29.5	1.8	0.2	27	2.9	33	54	0.7		18	0.4	6.8	0.18	0.9	127
燕麦	61.8	14.2	6.4	388	3.99		20.8	0.9	56.8	177	9	324	2.93	5.1	361.6
薏米	79.2	12.3	4.55	550	2		19.7	0.22	143	45	4.53	252	1.27	1.8	406.9

注1：表中数据是指每100 g食物的营养成分含量。各种颜色数字的单位分别为红（克）、绿（毫克）、蓝（微克）；能量单位为千卡。

注2：五谷杂粮胆固醇含量为零。

表2　蔬菜

种类	糖	蛋白质	脂肪	维 生 素						矿 物 质				膳食纤维	能量
				A	E	C	B₉	B₆	B₁₂	钙	铁	钾	锌		
土豆	16.4	3.3	0.1	4.3	0.57	12	23.6	0.39		10	1	309	0.26	0.4	79.7
冬瓜	1.98	0.45		11.5	0.33	19.8	29.7	0.7	0.08	20	0.4	152	0.6	0.6	18.3
白菜	2.05	1	0.08	70	0.77	7.4	74	0.15		22	1	96	0.92	1.4	13
木耳	65.7	10.4	0.18	15.7	13.8	5.6	79.1	0.5	5.2	357	185	733	1.85	7	306

老年饮食营养与健康

种类	糖	蛋白质	脂肪	维生素						矿物质				膳食纤维	能量
				A	E	C	B₉	B₆	B₁₂	钙	铁	钾	锌		
茄子	3	2.3	0.2	58	1.28	7.2	23	0.11		20	0.8	168	0.49	1.2	23
青椒	4.3	2.2	0.4	169	192	185	43.8	2.3		10.4	0.71	297.7	0.25	2.1	29.6
南瓜	10.3	0.6	0.1	132	0.54	5	73	0.33		13	1.1	216	0.22	0.7	44.5
丝瓜	4.1	1.4	0.15	12.3	0.37	7.4	77	0.18		26	0.7	126	0.35	0.5	23.4
南瓜	10.3	0.6	0.1	132	0.54	5	73	0.33		13	1.1	216	0.22	0.7	44.5
苦瓜	3.2	0.8	0.1	9.6	1.3	113	77	0.11		3.5	1.1	179	0.6	1.2	16.9
黄瓜	3.1	0.9	0.2	22	0.91	15	27	0.9		15	0.4	107	0.39	0.6	13.8
百合	28.1	4.1	0.2		0.9	7.8	68.2	0.35		8.1	2.3	786	3.7	5.3	131
竹笋	6.2	4	0.1	3.2	1.8	7	50	0.26		30.2	4.2	432	0.85	0.9	41.7
芹菜	1.4	1.6		7.2	1.1	29	33	0.24		91	10.3	123	0.6	0.4	12
洋葱	8	1.8		2.9	0.38	6.3	21	0.92		40	1.8	162	0.77	0.8	39
菠菜	2.8	2.1	0.2	22	1.9	39	120	0.84		22	1.4	152	0.6	1.4	21
海带	12.1	8	0.1	38.5	0.67		21	0.13		445	4.5	1 235	0.88	9.8	81.3

注1：表中数据是指每100 g食物的营养成分含量。各种颜色数字的单位分别为红（克）、绿（毫克）、蓝（微克）；能量单位为千卡。

注2：蔬菜胆固醇含量为零。

表3　蔬菜

种类	糖	蛋白质	脂肪	维生素						矿物质				膳食纤维	胆固醇	能量
				A	E	C	B₉	B₆	B₁₂	钙	铁	钾	锌			
白萝卜	4.6	0.8			1.3	27	59	0.18		55	0.5	187	0.6	0.4		21.6
莲藕	17	0.9	0.1		2.6	0.88	22			27	6.3	450	0.56	0.48		72.5
豆芽	7	11.4	2.1		3.84	1.34	17	48.2	0.14	52	1.8	150	0.9	1		92.5
莴笋	2.3	0.6	0.1	22	0.5	3.8	131	0.12		7	2	302	0.6	0.8		12.5
空心菜	4.6	2.4	0.2	217	2.1	28	113	0.35		108	1.4	250	0.52	1.6		29.8
西红柿	3.6	0.75	0.35	88.7	0.52	7.6	27.3	0.13		8	0.4	250	0.28	0.2		20.6
黄花菜	62.4	14.1	1.2	297	7.3	17	42	0.15		785	9.3	543	4.22	8.7		316.8
四季豆	5.6	2.2	0.2	92	0.96	7.38	42.6	0.08		47	3.7	183	0.71	1.8		33
胡萝卜	8.3	0.7	0.3	830	1.1	35	22	0.33		73	10.6	198	0.37	1.3		38.7
韭菜	4.1	2.4	0.5	1 223	6.5	39		0.7		56	1.6	311	1.6	1.6		30.5
茭白	9.8	2.9	0.3	4.2	1.22	6	55	0.26		4	0.7	230	0.6	2.5		53.5
芋头	19.7	2.3	0.1	21.4	1.28	7.5	44.1	0.37		19	3.9	322	0.72	1.2		88.9

续表

种类	糖	蛋白质	脂肪	维生素						矿物质				膳食纤维	胆固醇	能量
				A	E	C	B_9	B_6	B_{12}	钙	铁	钾	锌			
香菜	7.2	1.9	0.3	38.8	1.6	41	22	0.09	1.32	170	5.6	593	0.65	3.7		39.1
大蒜	8.1	0.8	0.2	55	0.99	32.7				18	1	207	0.7	1.3		37.4
大葱	4.1	1.2	0.3	17.8	0.42	10.5	60.7	0.38		15.9	1.34	194	1.76	1.7		23.9
生姜	11.7	1.4	1.4	27.1	0.34	5.07	7.62	0.24		47	7	400	0.51	2.3		66

注1：表中数据是指每100 g食物的营养成分含量。各种颜色数字的单位分别为红（克）、绿（毫克）、蓝（微克）；能量单位为千卡。

注2：蔬菜胆固醇含量为零。

表4　水果

种类	糖	蛋白质	脂肪	维生素						矿物质				膳食纤维	能量
				A	E	C	B_9	B_6	B_{12}	钙	铁	钾	锌		
苹果	14.8	0.4	0.5	99.2	1.82	6	6.07	0.09		12.7	0.63	3.1	0.13	0.3	65.3
梨子	14.2	0.1	0.1	97.2	1.52	5.6	8.3	0.09		5	0.2	118	0.4	2.2	58
桃子	11.1	0.8	0.1	2.39	0.92	6	4.32	0.08		8	0.81	151	0.32	0.6	48.5
李子	8.8	0.7	0.25	23.7	0.81	5.4	43	0.06	2.95	7.6	0.73	152	0.22	0.65	40.3
柿子	14.6	0.4	0.15	21.4	1.3	4.5	21	0.11		147	0.8	157	0.13	1.6	61.4

种类	糖	蛋白质	脂肪	维 生 素						矿 物 质				膳食纤维	能量
				A	E	C	B₉	B₆	B₁₂	钙	铁	钾	锌		
橘子	12.1	1	0.3	63.3	1.67	42	21.9	0.06		60	1.05	138	0.29	1.7	55.1
葡萄	10.9	0.6	0.5	4.2	0.52	6.7	5.1	0.11		15	0.5	135	0.1	1.6	50.5
香蕉	23	1.3	0.2	58.2	0.28	11	20.1	0.44		8	0.3	325	0.24	0.6	99
大枣	28	2.45	0.4	2.31	0.22	437	132	0.19		71.2	2.4	261.5	1.71	2.32	125.5
芒果	6.9	0.6	0.2	1 320	1.34	27.3	87	0.21		206	4.3	145	0.15	1.3	31.8
西瓜	4.2	1.3		173	0.16	3	2.87	0.12		0.6	0.17	134	0.07	0.3	22
草莓	4.9	1.3	2.1	1.83	0.51	51	99	0.19		25	1.75	182	0.23	1.4	43.7
菠萝	9	0.4	0.3	31.2		36	15.2	0.13		16.3	1.02	154	0.17	0.3	40.3
柠檬	4.9	1.1	1.2	3.6	2.08	22	37	0.19		112	1.28	201	0.93	1.4	34.8
哈密瓜	7.5	0.6	0.2	146	0.53	36.7	28.6	0.35		5.8	0.9	182	0.52	0.25	34.2
猕猴桃	13	0.9	1.5	58.8	1.26	85	39	0.37		56.1	0.9	10.3	0.44	2.1	69.1
木瓜	5.9	0.53	0.17	138	0.37	47.6	43.2	0.03		16.4	0.7	18.5	0.36	0.65	27.3

注1：表中数据是指每100 g食物的营养成分含量。各种颜色数字的单位分别为红（克）、绿（毫克）、蓝（微克）；能量单位为千卡。

注2：水果胆固醇含量为零。

表5　肉及其他

种类	糖	蛋白质	脂肪	维生素						矿物质				胆固醇	能量
				A	E	C	B₉	B₆	B₁₂	钙	铁	钾	锌		
猪肉	3.4	20.5	5.3	14.7	0.2	1.24	0.89	0.45	0.36	8	2.3	350	2.95	69	142.3
猪肝	14.2	12.2	1.3	10 479	0.78	31.5	997	0.76	53.7	13	23	321	3.97	309	117.3
牛肉	2.6	20	10.2	2.74	0.37		7.28	0.37	1.02	7	0.9	283	1.18	59	182.2
羊肉	0.1	20	7.3	10.4	0.42	2.51	2.89	0.24	3.46	10	2	230	7.23	95	146.1
鸡肉	0.3	22.3	2.3	43.1	1.77			0.46	2.37	17	2.3	346	1.6	101	111.1
鸭肉	0.34	17	12	51	0.13		1.87	0.45	0.74	6	2.87	230	1.05	107	177.4
鲤鱼	0.3	17.7	10.3	23.4	1.33		4.78	0.13	11.2	117	1.85	345	2.11	83	164.7
鲫鱼	0.1	13	1.1	33.3	0.62	1.08	13.84	0.15	5.36	54	2.5	293	3.02	124	62.3
鲍鱼	3.4	13.5	3.5	25.3	2.12	1.12	22.5	0.11	0.33	253	22.6	129	1.68	238	99.1
黄鳝	0.7	18	0.8	19.8	1.53		1.87	0.45	1.52	40.4	2.2	260	0.67	118	82.7
鳖	1.6	16.5	0.1	100	3	2	20	0.19	1.5	107	1.4	142	5.4	95	73.3
蟹	5.9	14	1.6	147	3.01		24.7	0.46	5.3	141	0.8	243	3.54	188	94
虾	0.1	16.4	1.3	19	0.75		25	0.33	2.2	66	1.33	220	2.78	195	77.8
牛奶	4.1	3.2	3.4	18	0.34	1.37	6.73	0.08	0.41	110	0.1	118	3.47	37	59.8

续表

| 种类 | 糖 | 蛋白质 | 脂肪 | 维 生 素 | | | | | | 矿 物 质 | | | | 胆固醇 | 能量 |
				A	E	C	B_9	B_6	B_{12}	钙	铁	钾	锌		
花生油	0.6		99		38.2						15	3.02	0.94	7.45		893.4
蜂蜜	74.3	0.6	2.1	46.2		4.25					30.6	0.42	21.6	0.04		318.5

　　注1：表中数据是指每100 g食物的营养成分含量。各种颜色数字的单位分别为红（克）、绿（毫克）、蓝（微克）；能量单位为千卡。

　　注2：肉及其他膳食纤维含量为零。

（王　丹）

参 考 文 献

［1］李新. 预防医学［M］. 北京：人民卫生出版社，2010.

［2］陈丙卿. 现代食品卫生学［M］. 北京：人民卫生出版社，2001.

［3］何志谦. 人类营养学［M］. 2版. 北京：人民卫生出版社，2001.

［4］李玉林. 中老年膳食营养与保健［M］. 长春：吉林大学出版社，2006.

［5］袁聚祥. 预防医学［M］. 3版. 北京：北京大学医学出版社，2008.

［6］刘紫萍. 预防医学［M］. 北京：高等教育出版社，2009.

［7］朱启星. 预防医学（护理学类专业用）［M］. 北京：人民卫生出版社，2002.